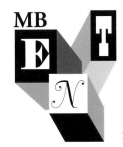

JN095118

編集企画にあたって……

　ちょうど私が医師になった頃に医療用エコーが普及し始めた．当時は心臓や肝臓を対象としており，体表臓器に用いる高周波数探触子はまだ開発段階であったが，その後急速に改良が進むこととなった．私自身，学生時代にはまったく予想もしてなかったが，気が付けばエコーとともに歩む医師人生を送っていた．

　研究開発に取り組む各機器メーカーと私たち臨床医とが協力し同じ方向を向きながら，少しでも質の高い装置を目指してきたことが非常に心地よかった．臨床医の立場としては，特殊な技術や知識がなくても，誰もがエコープローブを握り病変を簡単に正しく診断できることを理想としてきた．

　特に大きな転機となったのがちょうど2000年前後の超音波診断装置のデジタル化であり，画質が良くなり，静止画，動画ともに画像の取り扱いが自由自在となり，それまでの超音波診断に関する概念が大きく変化する出来事であった．デジタル画像の超音波を通してみる頭頸部疾患は，すべてが新鮮で興味深いものであり，多くの耳鼻咽喉科・頭頸部外科医が診療に活用すべきと思った．自分が歩んできた道中にはたくさんの失敗や回り道があったが，総じて臨床の場でエコーの有用性を実感する場面が非常に多く，簡単に言えば「患者も，医師である自分も楽になる医療」がそこにはあった．そして，頭頸部エコーに関わる教育体制の確立が重要と考えるようになった．多くの医師が抱いていたデジタル化以前のエコーに対する固定観念を払しょくし，新たなエコーの簡便性と有用性を教えるとともに基本的かつ標準的な検査方法の確立と普及を目指してきた．

　頸部領域では甲状腺や頸動脈の検診だけに特化したエコーを検査技師が中心に行ってきた流れがあり，私が提唱する頭頸部全体を対象とする「頭頸部エコー」が普及することを妨げる原因の一つとなっていた．これらは混同されがちであるが，まったく別物と考えなくてはならない．そこで，検査技師に対しては「頭頸部エコー」の系統的手技や，甲状腺や頸動脈以外の頭頸部疾患について教育を広く行い，一方で医師側には超音波の基礎，基本を教えることで双方の認識が近づくように努めている．また，総合診療医や救急医における「頭頸部エコー」の正しい活用も推進しなくてはならない．診療科を超え，医師や検査技師が密にコミュニケーションをとりお互いに共通認識を持つことで，今後さらに「頭頸部エコー」が普及し進化していくものと考えている．

　診察室，検査室だけでなく外来や手術室，ベッドサイドでの活用，在宅診療，訪問診療においても「頭頸部エコー」は今後広まっていくものと考える．さらに，形態的診断だけでなく，血流や動きを見ることで機能的診断も可能であり，これまで把握できなかった様々な病態がエコーを用いることで解明されていくことも期待される．

　頭頸部エコーの未来を担う著者らの執筆によるこの特集号を，私の大切な宝物にしたい．

2023年6月

古川まどか

KEY WORDS INDEX

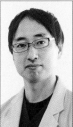

遠藤　健史
（えんどう　たけし）

2009年	自治医科大学卒業
	島根県立中央病院
2011年	隠岐病院
2012年	隠岐島前病院
2015年	公立邑智病院
2017年	雲南市立病院
2021年	町立奥出雲病院

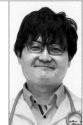

堂西　亮平
（どうにし　りょうへい）

2012年	鳥取大学卒業
2014年	同大学医学部感覚運動
	医学講座耳鼻咽喉・頭
	頸部外科学分野入局

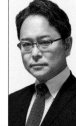

福原　隆宏
（ふくはら　たかひろ）

2003年	鳥取大学卒業
2005年	草津総合病院頭頸部外
	科センター
2014年	鳥取大学医学部感覚運
	動医学講座耳鼻咽喉・
	頭頸部外科学分野，助
	教
2018年	同，講師
2019年	同大学医学部附属病院
	耳鼻咽喉科，科長
2022年	同大学医学部感覚運動
	医学講座耳鼻咽喉・頭
	頸部外科学分野，准教
	授

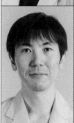

齋藤　大輔
（さいとう　だいすけ）

2004年	岩手医科大学卒業
2007年	岩手県立磐井病院外科
2009年	東北大学病院耳鼻咽
	喉・頭頸部外科
2011年	宮城県立がんセンター
	頭頸科
2013年	岩手医科大学耳鼻咽喉
	科頭頸部外科，助教
2022年	同，講師

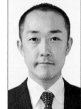

富岡　利文
（とみおか　としふみ）

2004年	三重大学卒業
	山田赤十字病院（現：
	伊勢赤十字病院）
2009年	国立がんセンター東病
	院，レジデント
2012年	国立がん研究センター
	東病院頭頸部外科

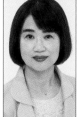

古川　まどか
（ふるかわ　まどか）

1984年	三重大学卒業
	横浜市立大学大学院医
	学研究科入学
1988年	同大学大学院医学研究
	科修了，医学博士
	同大学医学部病院耳鼻
	咽喉科
1989年	神奈川県立がんセン
	ター頭頸部外科
1990年	横浜市立大学医学部耳
	鼻咽喉科，助手
1991年	神奈川県立がんセン
	ター頭頸部外科，医長
2020年	同，部長

下出　祐造
（しもで　ゆうぞう）

1995年	金沢医科大学卒業
1999年	同大学大学院修了
2000年	同大学耳鼻咽喉科，助
	手
2012年	同大学頭頸部外科，講
	師
2022年	公立穴水総合病院耳鼻
	咽喉科

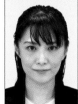

橋本　香里
（はしもと　かおり）

2005年	岡山大学卒業
	福山市民病院，初期臨床研
	修医
2007年	岡山大学耳鼻咽喉・頭頸部
	外科学入局
	福山医療センター耳鼻咽喉
	科
2009年	福山市民病院耳鼻咽喉科
2012年	岡山日赤病院耳鼻咽喉科
	岡山大学耳鼻咽喉・頭頸部
	外科学
2013年	四国がんセンター頭頸科・
	甲状腺腫瘍科
2019年	横浜旭中央総合病院耳鼻咽
	喉科
2020年	神奈川県立がんセンター頭
	頸部外科，医長

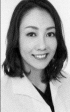

吉田　真夏
（よしだ　まなつ）

2012年	高知大学卒業
2014年	同大学耳鼻咽喉科入局
2019年	高知医療センター耳鼻
	咽喉科
2020年	聖隷横浜病院耳鼻咽喉
	科
2021年	神奈川県立がんセン
	ター頭頸部外科

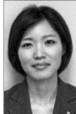

寺田　星乃
（てらだ　ほしの）

2010年	琉球大学卒業
2012年	同大学医学部耳鼻咽喉
	科入局
2014年	愛知県立がんセンター頭
	頸部外科，レジデント
2016年	同，シニアレジデント
2019年	同，医長

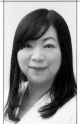

平松　真理子
（ひらまつ　まりこ）

2001年	川崎医科大学卒業
	中部労災病院初期研修
2007年	名古屋大学附属病院
2011年	同大学大学院医学系研
	究科修了
	同大学医学部耳鼻咽喉
	科，助教
2021年	同大学医学部附属病院
	患者安全推進部，病院
	講師

CONTENTS 頭頸部外来診療におけるエコー検査活用術

編集企画／古川まどか
神奈川県立がんセンター
部長

Monthly Book ENTONI　No. 287/2023. 8　目次

編集主幹／曾根三千彦　香取幸夫

【ENTONI® （エントーニ）】
ENTONIとは「ENT」（英語のear, nose and throat：耳鼻咽喉科）にイタリア語の接尾辞 ONE の複数形を表す ONI をつけ，耳鼻咽喉科領域を専門とする人々を示す造語.

研修医・臨床検査技師のための

乳腺・甲状腺 検査の手引き

専門病院 相良病院 × 伊藤病院 がおくる検査の実際

【監修】
伊藤公一・相良吉昭

【編集】
金光秀一・北川　亘

【編著】
宮﨑直子・持冨ゆかり

詳しくはこちら!

乳がん専門 相良病院 と 甲状腺専門 伊藤病院 の

コラボが実現!

乳腺や甲状腺疾患の臨床検査に必要な知識、検査値の診かたなど、専門病院の考え方とともに詳述いたしました。臨床検査に携わる方はもちろん、先生方の学びにもお役立てください。

2023 年 5 月発行　B5 判 254 頁　定価 4,950 円（本体価格 4,500 円＋税）

CONTENTS

全日本病院出版会　〒113-0033 東京都文京区本郷 3-16-4　Tel:03-5689-5989
www.zenniti.com　Fax:03-5689-8030

MB ENT, 287：1-12, 2023

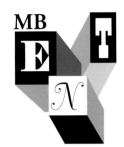

◆特集・頭頸部外来診療におけるエコー検査活用術

頭頸部外来における甲状腺エコー

下出祐造*

Abstract 耳鼻咽喉科・頭頸部外科外来では甲状腺疾患に出会う機会はめずらしくない．これらの疾患の診察ではまず問診，視診と触診，そして喉頭ファイバーを行う．特徴的所見として特に痛みや呼吸困難，動悸，嗄声などは臨床上重要な症状であり，結節の増大速度，疼痛部位の移動など経過も診断に有用である．次に，甲状腺機能や自己抗体など採血検査と超音波検査を行い大まかな方針を立てる．最近では超音波機器の性能も向上し，コンパクトサイズで安価で耳鼻咽喉科一般外来でも十分に使用可能となり，触診に次ぐ検査となりつつある．本稿では耳鼻咽喉科・頭頸部外科外来で診察する頻度が高い甲状腺疾患を中心に，診療における特徴的な所見に合わせた超音波画像を提示し解説する．

Key words 甲状腺疾患（thyroid disease），超音波検査（ultrasound examination），びまん性病変（diffuse lesion），濾胞性病変（cystic lesion），充実性病変（solid lesion）

解 剖

甲状腺の高さにおける解剖と超音波画像を示す（図1）．甲状腺に隣接する臓器として特に気管，反回神経などの位置関係は重要である．甲状腺の増大や萎縮などは初診だけでなく経過中に変化を

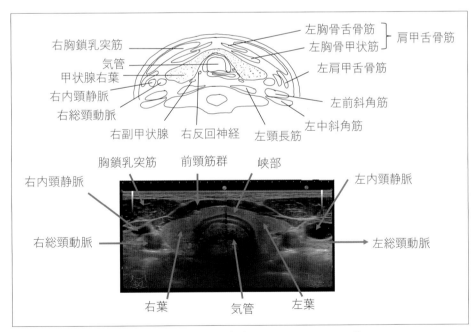

図 1. 甲状腺の横断面解剖図と B モードエコー像

* Shimode Yuzo, 〒 927-0027 石川県鳳珠郡穴水町字川島タ8　公立穴水総合病院耳鼻咽喉科／〒 920-0293 石川県河北郡内灘町大学 1-1　金沢医科大学頭頸部外科学講座

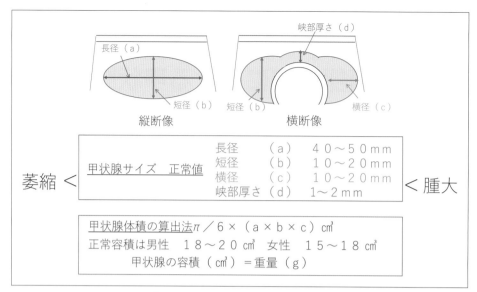

図 2. 甲状腺サイズの計測と正常値

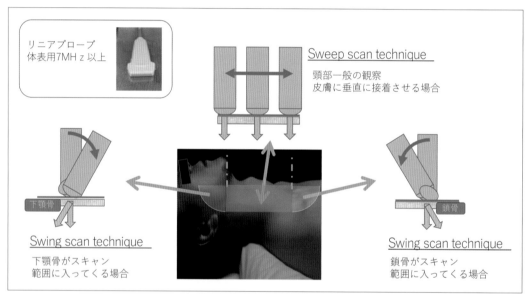

図 3. 使用プローブの種類と操作手技

伴う場合もあり，検査の際にはその都度サイズを測定することを心掛ける（図2）．

手技・断面・手法

体表の検査に適した 10 MHz の高周波リニア型探触子を使用する．平坦な部分は探触子を皮膚に垂直にあて sweep scan technique を，下顎骨や鎖骨にかくれた部位は swing scan technique で観察する（図3）．

体位は座位の場合に内頸静脈が虚脱して形状が変化するため，できれば患者を仰臥位にして検査を行う．また，特に男性は甲状腺の高さが低いため肩枕を入れて頸部を伸展するが，筋緊張や凹凸などを避けるため過度の伸展にならないように，膝を立てるなどの工夫も必要である．

甲状腺全体の観察項目として最初にBモードの横断像と縦断像で甲状腺のサイズや内部性状を評価する．甲状腺内部の正常なエコーレベルは胸鎖乳突筋を基準にしてそれらよりやや高い．血流状態はドプラ法で表示された血流シグナルの強度や分布で評価する．組織の硬さを客観的に評価するためには超音波エラストグラフィを行う．

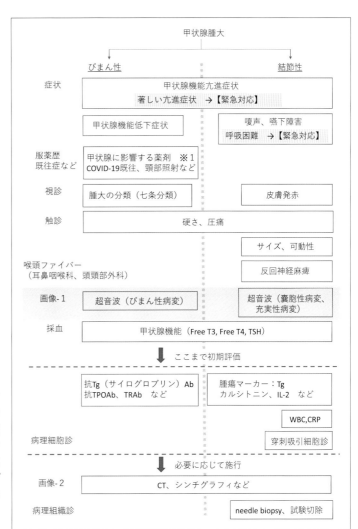

図 4.
甲状腺疾患の診療におけるポイント
（文献 3 より改変）
※1 甲状腺に影響をきたす薬剤
① 甲状腺に作用（ヨウ素含有含嗽薬，ア
ミオダロン，炭酸リチウム，チロシンキ
ナーゼ阻害薬など），② 自己免疫に作用
（免疫チェックポイント阻害薬，イン
ターフェロンなど），③ ホルモン代謝に
影響（フェニトイン，カルバマゼピン，プ
ロプラノロール，デキサメタゾン，エス
トロゲン，脂溶性造影剤など）

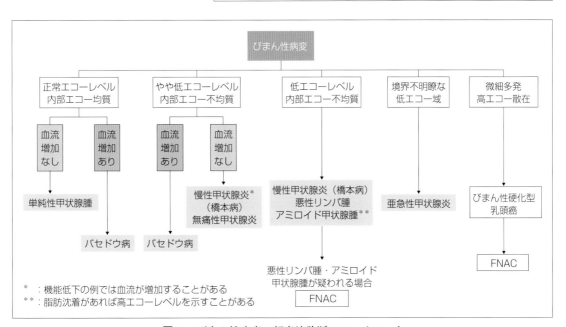

図 5. びまん性病変の超音波診断フローチャート
（文献 1 より）

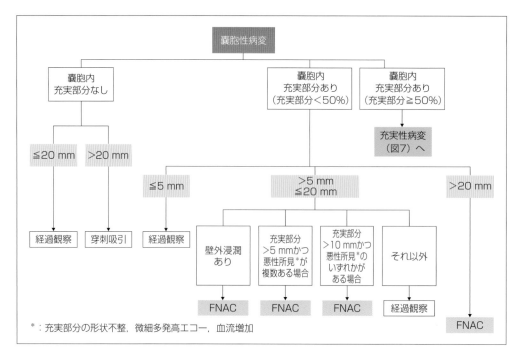

図 6. 囊胞性病変の超音波診断フローチャート
（文献 1 より）

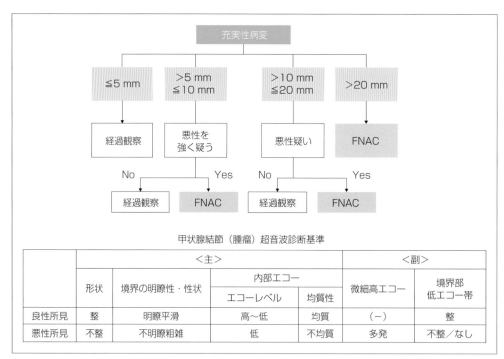

図 7. 充実性病変の超音波診断フローチャート
（文献 1 より）

甲状腺疾患の外来診療におけるポイント

耳鼻咽喉科・頭頸部外科診療における甲状腺疾患の診療におけるポイントを示す（図 4）．今回詳述は見送るが，甲状腺に影響を及ぼす薬剤の服薬歴や照射歴，また最近では COVID-19 と甲状腺疾患の関連性も指摘されており[4]，超音波検査をオーダーする際にこれらの情報を記載することで

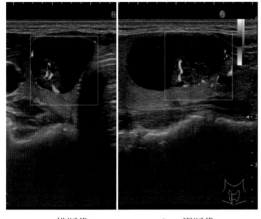

a．横断像　　　　b．縦断像

図 8．囊胞性病変の超音波画像（ドプラ法）
サイズは 25×18×14 mm で，囊胞内充実部分
は 50% 未満，充実部分は 10×8×5 mm で充実
部分形状整，微細高エコーなしだが血流増加

画像診断の精度向上が期待できる．

超音波診断の流れ

日本乳腺甲状腺超音波医学会　甲状腺用語診断
基準委員会編『甲状腺超音波診断ガイドブック改
訂第3版』には，エコー所見に基づき3つのフロー
チャートでトリアージする方法が示されてい
る[1]．その内容はびまん性，そして結節性病変を
囊胞性，充実性の3つに分けて対応する（図5～
7）．これらの所見から内科的疾患の診断や穿刺吸
引細胞診（fine needle aspiration cytology：
FNAC）の適応を判断する．

疾　患

1．良性結節性病変
1）囊胞性病変

甲状腺には囊胞が多く生じるが，大半は囊胞変
性を伴う腺腫様甲状腺腫などで，真正囊胞は稀で
ある．囊胞のサイズや内部充実病変の比率，充実
部分の正常から悪性を疑う所見がみられた場合は
FNAC を施行する（図8）．

2）濾胞腺腫

濾胞腺腫は濾胞癌と超音波画像や FNAC によ
る鑑別が困難であるが，「甲状腺結節（腫瘤）超音
波診断基準」において良性に相当する所見が超音
波所見の特徴で，形状整，内部エコー均質，境界
部低エコー帯は整である．サイズの増大や圧迫
感，整容性の問題，縦隔内進展病変などにより手
術適応となる[2]（図9）．

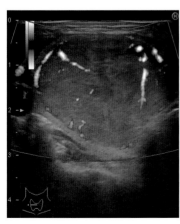 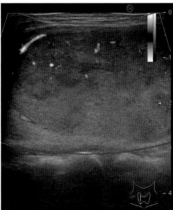 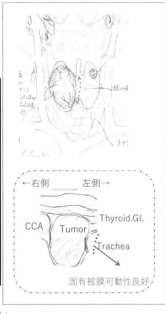

a．横断像　　　　　　　　b．縦断像

図 9．濾胞腺腫の超音波画像（ドプラ法）
サイズは 48×32×25 mm，形状整，境界明瞭・平滑，内部等エコーで均質，内部微細高エコーなし，
辺縁低エコー帯整，気管と可動性良好
【解説図中の略語（以下同）】CCA：総頸動脈，Thyroid.Gl.：甲状腺，Cricoid Cart.：輪状軟骨，Jugu-
lar V.：内頸静脈

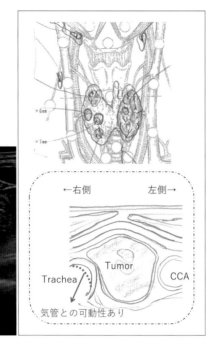

図 10.
腺腫様甲状腺腫の超音波画像（B モード横断像）
甲状腺左葉の充実性病変は 39×24×19 mm，形状ほぼ整，境界明瞭・平滑，内部不均質等エコー，内部高エコーなし，囊胞混在，辺縁低エコー帯整で気管との可動性良好

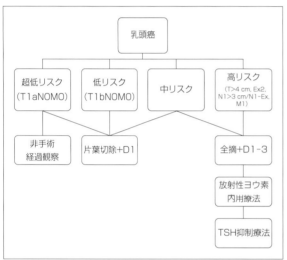

図 11．乳頭癌の管理方針のフローチャート
（文献 2 より）

3）腺腫様甲状腺腫

腺腫様甲状腺腫は非腫瘍性の過形成病変である．超音波所見は濾胞腺腫と同様で良性に相当する超音波所見を呈するが，実際には内部エコーが囊胞や充実，両者の混在など多彩な超音波像を呈する（図 10）．多数の微小囊胞の集合した spongiform pattern の所見を呈し，血流に乏しい場合は良性が強く疑われるとされる．病理組織学的には腫瘍性病変である濾胞腺腫とは異なるが鑑別が困難な症例もみられる．なお，単結節病変は腺腫様結節と呼ばれる．

2．悪性腫瘍
1）乳頭癌

乳頭癌は本邦における甲状腺癌でもっとも多く約 90％を占め，リンパ節転移をきたしやすい．特徴的な核所見（すりガラス状核，核内封入体，核溝）を示す細胞異型や砂粒小体を認め，ほぼ FNAC により診断が可能である．「甲状腺結節（腫瘤）超音波診断基準」における悪性の項目は乳頭癌を想定しており[1]，多くの乳頭癌症例は典型的な悪性所見を呈する．甲状腺腫瘍診療ガイドライン 2018 では TNM 分類を構成する各因子に基づき超低，低・中・高リスクに分類して管理方針を決定する risk-adapted management が提言されている（図 11）[2]．図 12 の症例は低リスク群の症例で甲状腺右葉内側寄りに腫瘍を認め，形状不整で境界不明瞭，内部低エコーで微細高エコーが多発している．図 13 の症例は甲状腺左葉をほぼ占拠する高リスク群の乳頭癌で，甲状腺周囲の固有被膜が断裂し隣接臓器に浸潤が疑われる．図 14 の症例は甲状腺左葉中部に認める 10 mm 以下の超低リスク群の乳頭癌である．これらの多くは極めて予後が良好であり，隣接臓器浸潤やリンパ節転移の疑いがない微小癌に対し active surveillance が行われるが，それには患者への十分な説明と定期的に欠

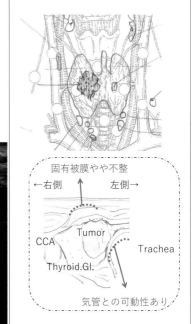

図 12.
乳頭癌(低リスク群)の超音波画像(B モード横断像)
サイズは 13×12×8 mm，形状不整，境界不明瞭，内部低エコー不均質，内部微細高エコー多発，辺縁低エコー帯なし，前方の甲状腺固有被膜やや不整，気管との可動性は良好

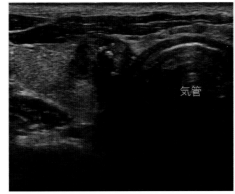

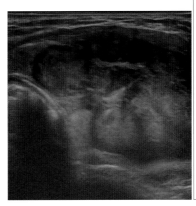

図 13.
乳頭癌(高リスク群)の超音波画像
(B モード横断像)
サイズは 41×31×30 mm，形状不整，境界不明瞭粗雑，内部低エコー不均質，内部粗大高エコーを認める，辺縁低エコー帯不整，前方は甲状腺固有被膜外浸潤の疑い，気管とのやや可動性不良

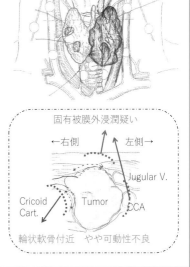

かさず超音波検査を行い腫瘍の増大やリンパ節転移を発見し得る環境が必要である．なお，微小サイズでも気管浸潤により高リスク癌になる症例もあるため注意が必要である(図 15).

　2）濾胞癌

　濾胞癌は甲状腺癌の 5〜7％ を占め，被膜浸潤や脈管浸潤，遠隔転移があれば濾胞癌と診断されるが細胞異型に乏しく FNAC よる術前診断は困難

で，前述の試験切除術によって診断される．組織型は主に微小浸潤型と広汎浸潤型に分けられる[1]．図16の症例は広汎浸潤型濾胞癌で被膜断裂を認め，術後病理組織のマクロ所見は超音波所見との対比が可能である．

　3）髄様癌

　甲状腺癌の 1〜2％ を占め，傍濾胞細胞(C 細胞)から発生する．遺伝性には多発性内分泌腫瘍 2 型

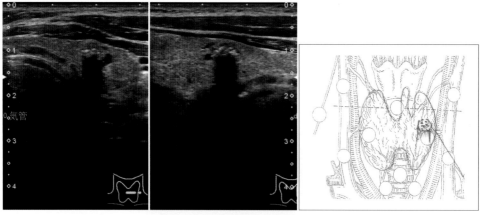

a．横断像　　　　　　　　b．縦断像

図 14. 乳頭癌（超低リスク群）の超音波画像（B モード）
サイズは 5×5×4 mm，形状不整，境界不明瞭粗雑，内部低エコー不均質，内部粗大高エコー，
辺縁低エコー帯なし

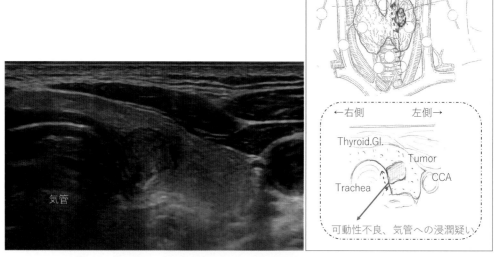

図 15. 乳頭癌（サイズ 10 mm 以下だが隣接臓器に浸潤し高リスク癌）の
超音波画像（B モード横断像）
サイズは 8×7×7 mm，形状やや不整，境界一部不明瞭，内部低エコー均質，
高エコーなし，辺縁低エコー帯なし，気管と隣接し可動性不良

（multiple endocrine neoplasia type 2：MEN2）の一病変として 2A，2B の他，家族性甲状腺髄様癌（familial medullary thyroid carcinoma：FMTC）がある．いずれも *RET* 遺伝子の変異による常染色体優性遺伝性疾患で，両側の C 細胞から発症する可能性が極めて高いため甲状腺全摘術，散発性で癌が片葉に限局していれば葉峡切除術が基本となる．超音波所見の特徴として 50〜70％は低エコーを示す充実性腫瘍の中心部に粗大高エコー（牡丹雪状）を有するが（図 17），30〜50％はそれらがみられず良性腫瘍と鑑別困難である．

4）未分化癌

甲状腺癌の 1〜2％を占め，極めて予後不良な疾患で高齢者に好発する．超音波では内部不均質，境界不明瞭な充実性腫瘍で，周囲臓器への浸潤を認め，非定型石灰化病変を呈する場合もある（図18）．

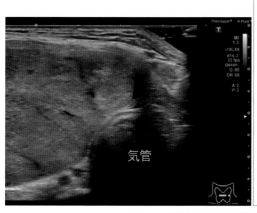
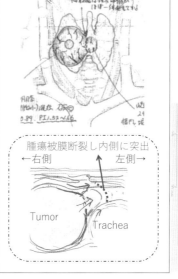
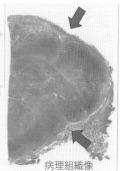

図 16. 濾胞癌(広汎浸潤型)の超音波画像(Bモード横断像)

サイズは42×27×25 mm，形状楕円形で内側に球状隆起，境界ほぼ明瞭，内部やや低エコーほぼ均質，
辺縁低エコー帯は内側寄りで広汎に被膜断裂し浸潤あり，血流豊富

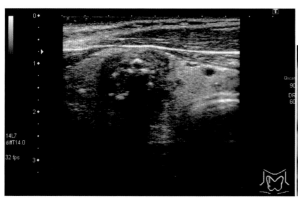
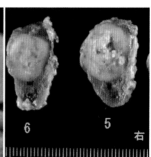

a．Bモード横断像　　　　　　　　　b．単純CT　　　　　　　　c．組織写真

図 17. 髄様癌

50～70%は低エコーを示す充実性腫瘍の中心部に粗大高エコー(牡丹雪状)を有する

5）悪性リンパ腫

甲状腺癌の1～3%を占めるとされ，非ホジキン型でびまん性大細胞型B細胞リンパ腫が多い．背景に慢性甲状腺炎があり，確定診断には組織診断が必要である．超音波所見の特徴は境界明瞭で内部著明な低エコー像を呈し，「切れ込み様所見」といわれる所見を呈する(図 19)．

3．炎症性甲状腺疾患

1）橋本病(慢性甲状腺炎)

女性に好発する自己免疫性甲状腺疾患で，病状の進行により甲状腺細胞の萎縮，変性や濾胞構造の破壊により甲状腺機能低下を呈する(図 20)．

なお，経過中に甲状腺部の疼痛，炎症反応や一過性甲状腺中毒症状を呈する急性増悪をきたした状態ではびまん性にエコーレベルが不均質に低下する(図 21)．

2）急性化膿性甲状腺炎

下咽頭梨状窩瘻による甲状腺周囲の細菌感染が原因で生じる．急激な増大と皮膚に発赤を認めるなど注意すべき特徴があり，多くは左側にみられる(図 22)．

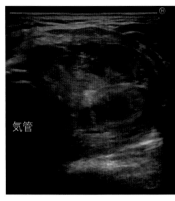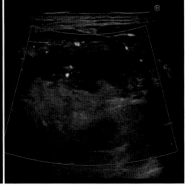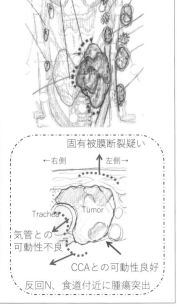

a．Bモード横断像　　　　　　　b．ドプラ法横断像

図 18．未分化癌の超音波画像(Bモード横断像とドプラ法)

甲状腺に隣接する気管や前頸筋などに浸潤し，内部エコーの低下や非定型高エコー所見を呈する．
ドプラ法では甲状腺の内部において，血流が乏しい領域がみられる

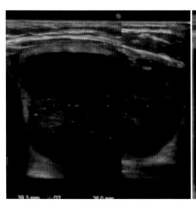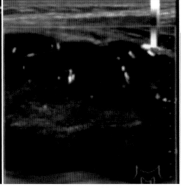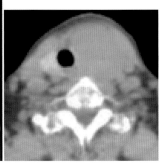

a．Bモード横断像　　　　　b．ドプラ法縦断像　　　　　c．単純CT

図 19．悪性リンパ腫

　形状不整，境界明瞭，内部不均質，後方エコー増強，びまん性で内部著明な低エコー像を呈し，
「切れ込み様所見」といわれる所見を呈する

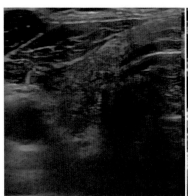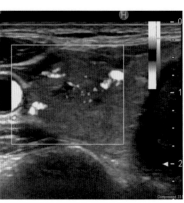

図 20．
橋本病(慢性甲状腺炎)の超音波画像
甲状腺の辺縁が凹凸不整でびまん性
に腫大，内部は低エコーで不均質
粗雑，不規則な線状エコーがみられ
る．線維化が進行すると萎縮へ変化
する

a．Bモード横断像　　　　　　b．ドプラ法横断像

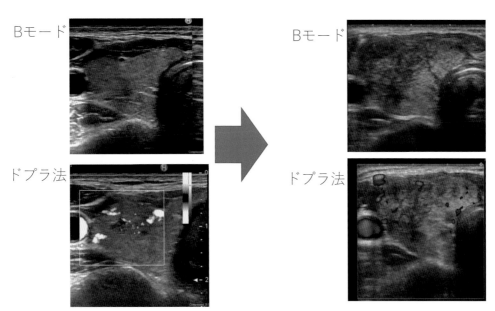

図 21. 橋本病(慢性甲状腺炎)急性増悪の超音波画像
橋本病の急性増悪ではびまん性にエコーレベルが不均質に低下する

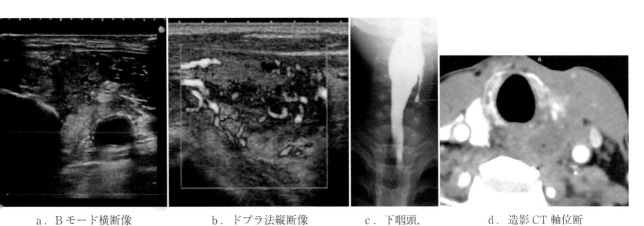

a．Bモード横断像　　　b．ドプラ法縦断像　　　c．下咽頭，　　　　d．造影CT軸位断
　　　　　　　　　　　　　　　　　　　　　　食道透視

図 22. 急性化膿性甲状腺炎
甲状腺周囲の境界不明瞭な低エコー領域が描出される

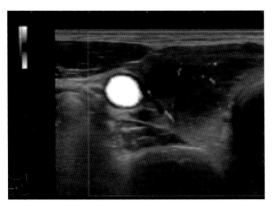

図 23. 亜急性甲状腺炎の超音波画像(ドプラ法
　　横断像)
　　疼痛部に一致した限局的な境界不明瞭の
　　低エコー域がみられる

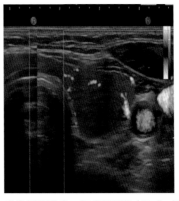

図 24. 無痛性甲状腺炎の超音波画像(ドプラ法横断像)
サイズほぼ正常，内部エコーはやや不均質で低エコー
で，低エコー領域の血流シグナルが消失している所見
がみられる

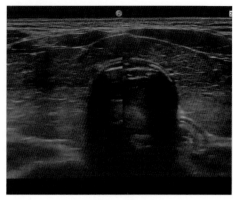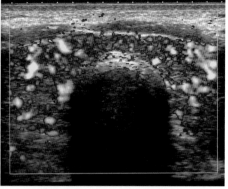

| a．Bモード横断像 | b．ドプラ法横断像 |

図 25．バセドウ病の超音波画像
びまん性腫大で内部エコーレベルが正常から軽度低下，腫大した血管による豊富な
血流信号がみられる

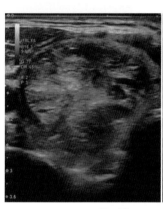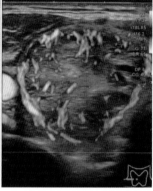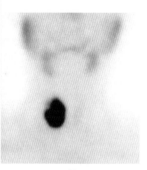

| a．Bモード横断像 | b．ドプラ法横断像 | c．^{99m}Tc |

図 26．自律性機能性甲状腺結節
濾胞腺腫や腺腫様甲状腺腫の所見を呈し，特にドプラ法で結節内血流信号の増加が
特徴的である．^{99m}Tc で腫瘍に強い集積を認める

3）亜急性甲状腺炎

疼痛部に一致した限局的な境界不明瞭の低エコー域と軽度の腫大を伴う．この痛みはしばしば対側へ移動し，この変化をクリーピング現象という（図 23）．

4）無痛性甲状腺炎

慢性甲状腺炎やバセドウ病の寛解状態の経過中に生じ，疼痛を伴わない破壊性甲状腺中毒症状を呈する（図 24）．アミオダロンや免疫チェックポイント阻害薬など薬剤性に発症することもある．

4．甲状腺機能亢進症

1）バセドウ病

甲状腺中毒症の原因疾患としてもっとも頻度の高い自己免疫疾患である（図 25）．

2）自律性機能性甲状腺結節（AFTN）

甲状腺機能亢進症を呈するが主に単発性と多発性に分かれ，頻度は中毒症において 1％以下，結節性病変の約 2％前後でみられる（図 26）．

文　献

1) 日本乳腺甲状腺超音波医学会　甲状腺用語診断基準委員会（編）：甲状腺超音波診療ガイドブック改訂第 3 版．南江堂，2016．
2) 甲状腺腫瘍診療ガイドライン作成員会：甲状腺腫瘍診療ガイドライン 2018．内分泌甲状腺外会誌，**35**(suppl 3)：1-87, 2018．
3) 下出祐造：甲状腺腫大，Current Decision Support(now printing)．
4) 稲葉秀文：COVID-19 と甲状腺疾患．日甲状腺会誌，**13**(1)：40-46, 2022．

MB ENT, 287：13-21, 2023

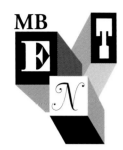

◆特集・頭頸部外来診療におけるエコー検査活用術

頸部エコーによる唾液腺疾患診断

橋本香里*

Abstract　超音波検査は低侵襲かつ簡便，そして何よりリアルタイムに病変の情報を得ることができる非常に有用な検査手段である．中でも体表面近くに位置する唾液腺に関しては，他の画像検査よりも鋭敏に腫瘍の細かな性状や血流，活動性などもとらえることができ，疾患鑑別に適している．特に，重要となるのが腫瘍性病変の鑑別になるが，唾液腺腫瘍は発生頻度が低いにもかかわらず多彩な組織型があり，そのすべてを超音波検査で鑑別することは困難である．腫瘍か非腫瘍か，良悪の鑑別を行えることが求められる．そのためには良性腫瘍の大半を占める多形腺腫とワルチン腫瘍の代表的な超音波像を十分理解し，わずかでも典型像から外れるものは悪性腫瘍を疑い精査を進めるのがよい．また，良性腫瘍が長期経過で悪性転化することもあり，その場合，腫瘍の一部分のみが悪性所見を呈するものも少なくなく，常に全体をくまなく観察し悪性のシグナルをつかむことが必要である．

Key words　唾液腺(salivary gland)，超音波検査(ultrasonography)，耳下腺(subauricular gland)，顎下腺(submandibular gland)，舌下腺(sublingual gland)，頭頸部癌(head and neck cancer)

はじめに

　超音波検査は，低侵襲でリアルタイムに病変の情報を得ることができる非常に有用な検査手段である．

　頭頸部領域の代表的臓器である唾液腺は，大唾液腺(耳下腺，顎下腺，舌下腺)と小唾液腺からなるが，この内，唾液腺疾患の大半は耳下腺，顎下腺に生じる．これら臓器は体表近くに位置しているため，病変の同定・描出に超音波検査は適しており，疾患診断に大変有用である．また，他の画像検査よりも鋭敏に腫瘍の部分的な性状変化や浸潤傾向[1]，また血流や活動性をも超音波検査はとらえることができるため，疾患鑑別に有用である．

　唾液腺疾患は腫瘍性と非腫瘍性に大別され，さらに腫瘍性は悪性腫瘍と良性腫瘍に，非腫瘍性は感染性，非感染性に分けられる．感染性には流行

性耳下腺炎などのウイルス疾患や，細菌感染による化膿性耳下腺炎，顎下腺炎などがある．非感染性にはIgG4関連疾患やシェーグレン症候群など様々な疾患があり，腫瘍性疾患との鑑別が重要なものもある(図1)．

超音波検査による観察と注意点

　鑑別を行う前に，各唾液腺の描出方法や正常な見え方を理解しておくことが必要である．Bモードでの動画像，カラードプラでの血流分布，エラストグラフィーでの組織硬度測定など，他の画像診断では得られない情報を得ることにも注力するとよい．

1．耳下腺

　耳前部から耳垂直下に探触子をあてると，下顎(骨)枝と咬筋表層から乳様突起前方深部にかけて，逆三角形の形状をした耳下腺を描出でき

---

*　Hashimoto Kaori，〒241-8515　神奈川県横浜市旭区中尾2-3-2　神奈川県立がんセンター頭頸部外科，医長

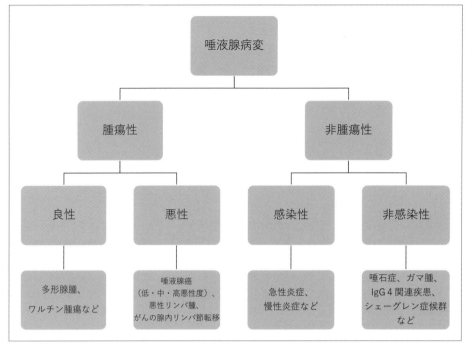

図 1. 唾液腺疾患の診断フローチャート

る[2)3)]．正常な耳下腺は内部血流をほとんど認めず，微細な高エコーを呈する．後方は胸鎖乳突筋と接し，筋肉との境界は比較的明瞭である[4)5)]．また，咬筋表面で前方に延びるように走る耳下腺管や，下顎後静脈も耳下腺内部に確認できる[4)]．耳下腺管は顔面神経分枝と同じ深さを走行するため，浅葉か深葉かの推測の一助となる[1)4)]．また，下顎後静脈やその分枝の表層も顔面神経は通常走行するが，ときに破格があるため浅葉深葉の判断には注意する[6)]．

2．顎下腺

下顎骨下縁と顎二腹筋の前・後腹に囲まれる顎下三角に位置し，比較的細かい内部エコーを呈する[2)7)]．下顎骨下方に平行に探触子をあて走査すると，顎下腺深部に口腔底や舌の一部も確認できる[5)]．耳下腺と比べて悪性腫瘍の割合が高いため，限局性病変をみた場合は悪性を念頭に置き所見を詳細にとることが必要である．また，顎下部にはリンパ節が多く存在し，通常であれば悪性を疑う類円形リンパ節も散見されるが，節内構造や血流などを詳細に観察すると正常ないし炎症性リンパ節であると判明することも多く[5)]，注意が必要である．

3．舌下腺

下顎骨下縁に平行に探触子をあてて走査する．舌下腺は下顎骨内側で口腔底粘膜直下に位置するが，耳下腺や顎下腺のように正常構造を明瞭には確認できない[5)]．しかし，腫瘍性病変を呈すると描出しやすくなる．舌下腺腫瘍は悪性腫瘍の割合が高く，その後の治療のためにも，舌や口腔底，舌骨上筋群など周囲組織への浸潤程度を同時に評価するのがよい[5)]．

唾液腺腫瘍

唾液腺腫瘍は，2017 年に改訂された新 WHO 分類において，悪性 21（亜分類入れて 23），良性 11 の腫瘍型がある（表 1）．発生頻度が低いにもかかわらず多彩な組織型があり，各々を超音波検査で鑑別することは困難である．そのため，腫瘍か非腫瘍か，良性か悪性かの鑑別を行えることが重要である．

そのためには，唾液腺良性腫瘍の大半を占める多形腺腫とワルチン腫瘍の代表的な超音波像を十分理解し，わずかでもこれらの典型像から外れたものは悪性腫瘍の可能性を疑い精査を進めるのがよい[1)2)]．その際，腺内や頸部リンパ節腫脹の有

表 1. 唾液腺腫瘍の分類

Malignant tumors（悪性腫瘍）

  Mucoepidermoid carcinoma（粘表皮癌）

  Adenoid cystic carcinoma（腺様嚢胞癌）

  Acinic cell carcinoma（腺房細胞癌）

  Polymorphous adenocarcinoma（多型腺癌）

  Clear cell carcinoma（明細胞癌）

  Basal cell adenocarcinoma（基底細胞腺癌）

  Intraductal carcinoma（導管内癌）

  Adenocarcinoma, NOS（腺癌 NOS）

  Salivary duct carcinoma（唾液腺導管癌）

  Myoepithelial carcinoma（筋上皮癌）

  Epithelial-myoepithelial carcinoma（上皮筋上皮癌）

  Carcinoma ex pleomorphic adenoma（多形腺腫由来癌）

  Secretory carcinoma（分泌癌）

  Sebaceous adenocarcinoma（脂腺腺癌）

  Carcinosarcoma（癌肉腫）

  Poorly differentiated carcinoma（低分化癌）

    Undifferentiated carcinoma（未分化癌）

    Large cell neuroendocrine carcinoma（大細胞神経内分泌癌）

    Small cell neuroendocrine carcinoma（小細胞神経内分泌癌）

  Lymphoepithelial carcinoma（リンパ上皮癌）

  Squamous cell carcinoma（扁平上皮癌）

  Oncocytic carcinoma（オンコサイト癌）

  Uncertain malignant potential（境界悪性腫瘍）

  Sialoblastoma（唾液腺芽腫）

Haematolymphoid tumours（血液リンパ球系腫瘍）

Extranodal marginal zone lymphoma of MALT（MALT lymphoma）（MALT リンパ腫）

Benign tumors（良性腫瘍）

  Pleomorphic adenoma（多形腺腫）

  Myoepithelioma（筋上皮腫）

  Basal cell adenoma（基底細胞腺腫）

  Warthin tumour（ワルチン腫瘍）

  Oncocytoma（オンコサイトーマ）

  Lymphadenoma（リンパ腺腫）

  Cystadenoma（嚢胞腺腫）

  Sialadenoma papilliferum（乳頭状唾液腺腺腫）

  Ductal papillomas（導管乳頭腫）

  Sebaceous adenoma（脂腺腺腫）

  Canalicular adenoma and other ductal adenomas
  （細管状腺腫とその他の導管腺腫）

Non-neoplastic epithelial lesions（非腫瘍性上皮病変）

  Sclerosing polycystic adenosis（硬化性多嚢胞腺症）

  Nodular oncocytic hyperplasia（結節性オンコサイト過形成）

  Lymphoepithelial sialadenitis（リンパ上皮性唾液腺炎）

  Intercalated duct hyperplasia（介在部導管過形成）

Benign soft tissue lesions（良性軟部病変）

  Haemagioma（血管腫）

  Lipoma/sialolipoma（脂肪腫／唾液腺脂肪腫）

  Nodular fasciitis（結節性筋膜炎）

（日本唾液腺学会公認「唾液腺腫瘍 2017　WHO 分類：日本語訳」より抜粋）

表 2. 唾液腺腫瘍の良悪判断基準

	形状	境界	内部エコー	後方エコー	血流
良性	円形，類円形，分葉形，多角形	平滑明瞭	均質	増強	疎（ただしワルチン腫瘍では細かい血流が豊富）
悪性	不整形	粗造，不明瞭	不均質	減弱，消失	豊富（浸潤傾向の強い悪性腫瘍では，腫瘍浸潤部辺縁から周囲にかけての血流が豊富）
備考	くびれが不規則な分葉形や，かどが鋭角な多角形は悪性の可能性を疑う		粗大高エコーを有する場合は悪性を疑う		腫瘍内部に嚢胞や壊死があると，その部分では血流がみられなくなる

無，リンパ節内部の性状を含めて評価し，総合的に良悪の判断をするとよい．また，良性腫瘍でも長期の経過で悪性転化することがあり，腫瘍の一部分のみが悪性所見を呈するものも少なくないため，全体をくまなく観察することも必要である[1)2)]（表2）．

1．唾液腺良性腫瘍

1）多形腺腫（図2，3）

比較的境界明瞭，辺縁整や分葉状を呈し，内部は軽度低エコー，比較的均質で疎である．無エコー域は目立たないことが多い[8)]．後方エコーの増強を伴うことが多く，全体の血流は乏しい．腫瘍内に比較的しっかりとした直線的な血流シグナルをみる[2)4)7)~9)]．また，全体として均質でしなやかな弾力をもつことが多く，エラストグラフィーでは青色主体（完全に硬い腫瘍）となることは少ない[4)]．

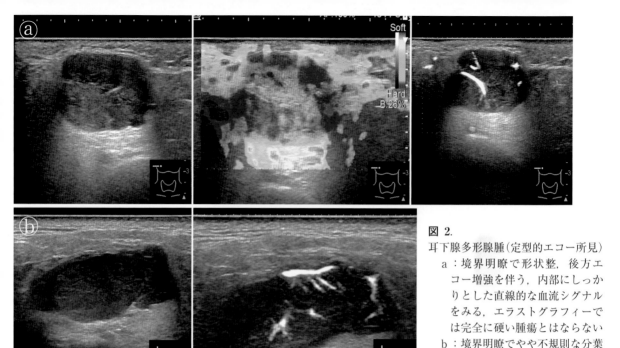

図 2.
耳下腺多形腺腫(定型的エコー所見)
　a：境界明瞭で形状整，後方エコー増強を伴う，内部にしっかりとした直線的な血流シグナルをみる，エラストグラフィーでは完全に硬い腫瘍とはならない
　b：境界明瞭でやや不規則な分葉形，不規則な分葉部分に太い血流シグナルをみる

2）ワルチン腫瘍(図 4)

類円形，境界明瞭，内部は不均質で特徴的な複数の無エコー領域をみる[4)9)]．内部血流は比較的豊富で，多発性・両側性にみられることもある．喫煙に関係し，囊胞部分以外に細かい血流シグナルをみる[1)2)4)7)~9)]．

2．唾液腺悪性腫瘍(図 5)

前述したように唾液腺悪性腫瘍には多くの組織型があるが，各々に特徴的な超音波像はなく，また同じ組織型であっても悪性度によりかなりの違いを示す．一般的に悪性腫瘍は，形状不整(不規則な分葉，切れ込み，多角性)，内部エコー不均質，太く不揃いな腫瘍血管と不規則な拍動性血流シグナル，腫瘍進展部先端付近での血流シグナル，腫瘍内部から出る音響陰影などが悪性のサインとされるが[1)7)10)]，このような特徴的な悪性所見を呈するものは半数以下である．特に，低悪性度癌の多くは良性の形態を示し，また良性腫瘍の一部にのみ癌を示す不整部分が混在することもあるため[1)]，注意が必要である．腫瘍の可動性や硬さも動画像やエラストグラフィーにて評価し，診断に結びつけるとよい[1)]．

一方で，浸潤傾向が非常に強い癌の場合，腺内に病変がびまん性に進展し，炎症性や変性疾患との鑑別が困難なものもあり注意を要する[1)]．

3．悪性リンパ腫(図 6)

唾液腺実質内に浸潤して広がるものと，腺内リンパ節が腫脹するものがあり，前者は炎症性疾患，後者は耳下腺であればワルチン腫瘍との鑑別が必要となる[2)]．腺内リンパ節が腫脹する場合は，頸部リンパ節でみられる所見と同様，リンパ節としての構造を保ちつつ腫大し[2)]，内部は豹紋状や網目状の極低エコー域として描出され，後方エコーの増強をみる[11)12)]．

4．がんの腺内リンパ節転移

リンパ節は全身のあらゆる所に存在するが唾液腺実質内にもリンパ節は存在し，また唾液腺に隣接して腫脹することもある．内部にfatty hilumなどリンパ節としての構造を有しているか，また実質臓器被膜との連続性を評価することで，唾液腺腫瘍かリンパ節腫瘍かを鑑別するのがよい[2)]．リンパ節に厚みがあり，内部に迂回する血流などを伴う占拠病変をみる場合はがんのリンパ節転移が疑われ，原発巣を早急に検索する[2)]．

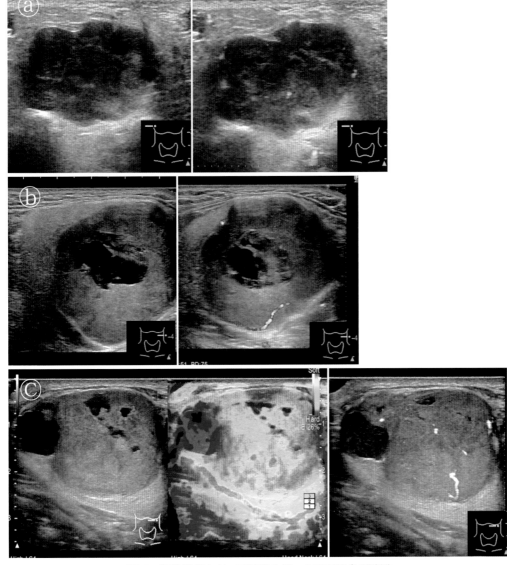

図 3. 悪性腫瘍などの可能性を疑った顎下腺多形腺腫

a：分葉傾向強く，内部は低エコーでやや不均質，血流乏しい腫瘍．多形腺腫由来癌を疑ったが多形腺腫であった

b：境界明瞭，分葉傾向軽度，内部に一部液体貯留あるもその他は均質で血流は疎．神経原性腫瘍の可能性も疑ったが多形腺腫であった．

c：境界明瞭，分葉傾向あり，嚢胞部分を含む充実性腫瘍で充実部分に血流シグナルが目立つ．低悪性度癌の可能性も疑ったが多形腺腫であった

非腫瘍性疾患

1．非感染性疾患

1）唾石症

唾石は後方に無エコー領域（音響陰影）を伴う[7)8]．唾石の大きさや局在によっては，唾液の停滞による二次感染を生じ，時間経過とともに唾液

腺自体が萎縮し，外形不整，内部エコーの不均質化を認めるようになる[4)7]．

2）嚢胞性病変

（1）耳下腺嚢胞

ワルチン腫瘍の嚢胞部分が腫瘍全体を占めるようになったものや，貯留嚢胞，真性嚢胞も生じる．境界明瞭，内部エコーは均質で嚢胞壁と貯留液が

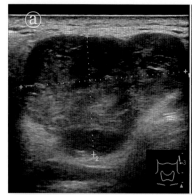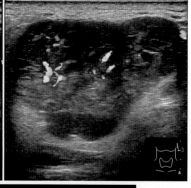
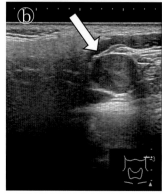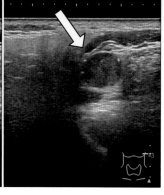

図 4.
ワルチン腫瘍と耳下腺良性腫瘍
　　a：耳下腺腫瘍（ワルチン腫瘍）．境界明瞭，
　　　内部は不均質で複数の無エコー領域を認め
　　　る，無エコー域以外は血流豊富
　　b：耳下腺腫瘍（basal cell adenoma）．境界明
　　　瞭，内部は等エコーで均質な充実性腫瘍で
　　　血流は乏しい

確認できる．後方エコーは増強し，囊胞内容液の
性状によって浮遊状に動く多数の点状高エコーが
観察できる[4]．

（2）ガマ腫

舌下腺開口部が炎症などで閉塞することで生じ
た貯留囊胞である．比較的境界明瞭で，内部に隔
壁や充実成分はほとんどなく，内部は血流のない
均質な無エコー領域として描出され，後方エコー
の増強を伴うことが多い[7]．口腔底筋間に入り込
むように広がると，切れ込み状など不整な形状を
呈する[4][5][8]．リンパ管腫との鑑別が困難なことが
ある．

3）IgG4 関連唾液腺炎（図 7-a）

血性 IgG4 高値と罹患臓器への著明な IgG4 陽性
形質細胞浸潤を特徴とする全身性，慢性炎症性疾
患である[11]．罹患臓器は多岐にわたり，唾液腺は
罹患すると腫大する．超音波検査では，輪郭は粗
く不整，内部は不均質で血流豊富な低エコー域が
結節状または網状を呈する[7][11]~[13]．耳下腺は正常
なことが多く，悪性リンパ腫やシェーグレン症候
群などとの鑑別が重要である．

4）シェーグレン症候群（図 7-b）

耳下腺や顎下腺導管周囲のリンパ球浸潤部に複
数の低エコー域が出現し，点状の血流をみること
が多い．腺体のダメージが進行し線維化などの不
可逆性変化で腺全体が萎縮してくると，腺外形は
不明瞭となり，内部には線状・点状高エコーが散
在し不均質となる．血流の増加はない[11][12]．30%
に反復する耳下腺腫大がみられるが，この腫脹を
母地として MALT リンパ腫が発生することがあ
るため注意する[10]．

2．感染性疾患

1）急性唾液腺炎

ムンプスウイルスによる流行性耳下腺炎や，細
菌の逆行性感染や唾石の二次感染による急性化膿
性炎症などがあり，初期段階では両者の見分けが
つかないことがある．両者ともに，初期は唾液腺
全体が腫脹し内部は低エコーを呈する[8]．腺内導
管の拡張[3]や，カラードプラで血管拡張や血流亢
進をみる[4]．細菌感染で腺内に膿瘍が形成されて
くると，高エコーと低エコー部分が混在する不均
質な内部エコーを呈するようになり，さらに腺外

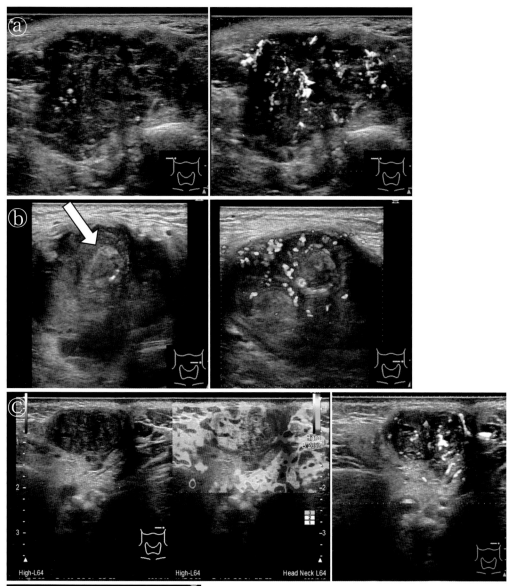

図 5.

唾液腺悪性腫瘍

　a：耳下腺癌(唾液腺導管癌)．形状不整で境界不明瞭，内部エコー不均質
　　　で大小様々な高エコー伴う，内部血流は豊富

　b：顎下腺癌(唾液腺導管癌)．境界不明瞭，形状不整な腫瘍内部に発生母
　　　地と思われる良性腫瘍部分が高エコーに確認できる

　c：耳下腺癌(低悪性粘表皮癌)．耳下腺表層近くに形状不整，境界一部不
　　　明瞭な低エコー腫瘍，内部エコー不均質で血流豊富

　d：舌下腺癌(扁平上皮癌)．顎下腺(△)前方で顎舌骨筋(☆)に隔てられた
　　　口腔底に，形状不整で境界一部不明瞭，内部低エコーで不均質な腫瘍

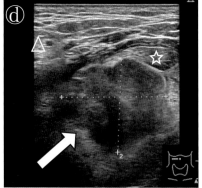

に炎症が波及すると境界不明瞭な低エコー域を周
囲組織に認めるようになる[4]．治療後もしばらく
は，腺内導管の拡張が遷延することがある[8]．

2）慢性唾液腺炎

　急性炎症を反復することで慢性炎症に移行し，
腺全体の腫大や硬化の後，最終的に萎縮を呈する

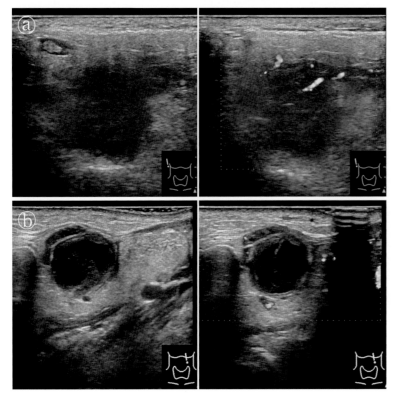

図 6.
悪性リンパ腫
　a：耳下腺深部に境界不明瞭，形
　　　状不整な低エコー域を認める，
　　　血流は目立つ（DLBCL）
　b：顎下腺表面に類円形腫瘤，内
　　　部は低エコー，周囲血流がやや
　　　目立つ（リンパ節，DLBCL）
＊DLBCL：びまん性大細胞型B細
　胞リンパ腫

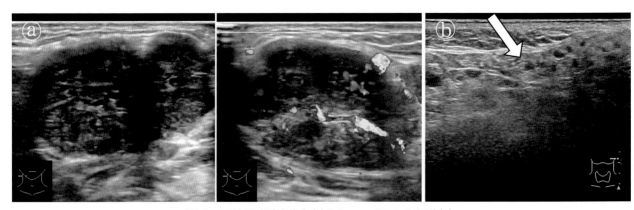

図 7. IgG4 関連唾液腺炎(a)とシェーグレン症候群(b)
a：顎下腺は腫大し，辺縁は粗く不整，内部不均質で血流が目立ち，網状の低エコー域をみる
b：耳下腺全体が萎縮し，内部に小囊胞を多数認める

ようになる．形状はやや不整となり，内部は低エ
コーとなる[4]．

おわりに

　超音波検査における各唾液腺の正常な見え方
と，各々の鑑別方法について述べた．超音波検査
は簡便かつ非侵襲的に生きた情報を得ることがで
きるため，丁寧な観察を行いながら鑑別診断を進
めることが重要である．

文　献

1）古川まどか：唾液腺癌の超音波診断のコツと
　pitfall．MB ENT，**202**：60-66，2017．
　Summary　唾液腺癌における超音波診断のコ
　ツと注意点につき，模式図と超音波像，病理写
　真とともに解説している．
2）古川まどか：頸部腫瘤の診断手順─頸部腫瘤を
　診る　頸部腫瘤の画像診断─超音波検査─．
　JOHNS，**34**(12)：1653-1659，2018．
3）古川まどか：全身エコーのアプローチ法　頸部

領域 3. 唾液腺. 診断と治療, **108**(Suppl)：233-236, 2020.

4) 古川まどか, 古川政樹：頭頸部エコーアトラス. 診断と治療社, 2016.

5) 佐藤雄一郎：超音波診断各論 唾液腺. JOHNS, **32**(10)：1445-1447, 2016.

6) 村上 泰(監), 飯沼壽孝ほか(編)：イラスト手術手技のコツ：1-525. 東京医学社, 2005.

7) 清水真由美, 吉浦一紀：臓器別超音波検査の要点と盲点 唾液腺・リンパ節. 臨床と研究, **98**(3)：45-50, 2021.
Summary 唾液腺と頸部リンパ節の超音波検査における撮像法と良性疾患を中心に特徴的な超音波像につき解説している.

8) 佐藤雄一郎：総論 唾液腺疾患の超音波診断. JOHNS, **34**(4)：423-426, 2018.

9) 福原隆宏, 松田枝里子：耳鼻咽喉科・頭頸部領域でSMIをどう活用するか. 映像情報メディカル, **51**(5)：46-49, 2019.

10) 野村一顕, 氷見徹夫：唾液腺腫脹の鑑別. MB ENT, **179**：148-155, 2015.

11) 小林清子, 江原悠里子, 鷹野亜希ほか：超音波検査による評価が有用であったIgG4関連唾液腺炎の1症例. 臨床病理, **68**(8)：676-680, 2020.

12) Asai S, Okami K, Nakamura N, et al：Sonographic appearance of the submandibular glands in patients with immunoglobulin G4-related disease. J Ultrasound Med, **31**(3)：489-493, 2012.
Summary 唾液腺腫脹はIgG4関連疾患の初期症状のことがあるが, 特徴的な超音波パターンが認められ, 鑑別診断に役立つ可能性がある.

13) Omotehara S, Nishida M, Satoh M, et al：Sonographic findings of immunoglobulin G4-related sclerosing sialadenitis. J Med Ultrason(2001), **43**(2)：257-262, 2016.

MB ENT, 287：22-29, 2023

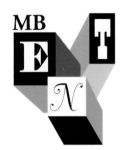

◆特集・頭頸部外来診療におけるエコー検査活用術

頸部エコーによるリンパ節疾患鑑別法

齋藤大輔*

Abstract 頸部リンパ節腫脹を主訴として来院する患者は多く，炎症性疾患と悪性疾患を鑑別するために超音波検査は有用である．正常のリンパ節の超音波像は，辺縁明瞭の低エコー腫瘤として描出され，リンパ節門付近の髄質部分が高エコーを呈し fatty hilum と呼ばれる．カラードプラではリンパ節門から fatty hilum に沿った血流が認められる．癌のリンパ節転移では，リンパ節内に転移巣ができて増大することにより，正常リンパ節構造が圧排・破壊される．超音波では，fatty hilum と内部血流の偏位や消失，嚢胞形成などが観察される．超音波にてリンパ節内部を詳細に観察し，超音波検査による頭頸部癌頸部リンパ節転移診断基準に沿って診断を行うことが重要である．炎症性リンパ節腫脹や悪性リンパ腫などとの鑑別も必要である．

Key words 超音波検査(ultrasonography)，頸部リンパ節転移(cervical lymph node metastasis)，頭頸部癌(head and neck cancer)，悪性リンパ腫(malignant lymphoma)，頸部リンパ節腫脹(cervical lymphadenopathy)

はじめに

耳鼻咽喉科・頭頸部外科の診療において，頸部リンパ節腫脹を主訴として来院する患者は多い．本邦における報告では，頸部リンパ節腫脹を主訴として耳鼻咽喉科を受診した患者134例の81.3%が炎症性疾患であったことからも[1]，頸部リンパ節腫脹を呈する患者の中で炎症性疾患の占める割合は高い．しかしながら，見逃してはいけない疾患として，悪性腫瘍の頸部リンパ節転移や悪性リンパ腫があり，炎症性疾患との鑑別が重要である．本稿では，リンパ節腫脹をきたす多彩な疾患を，超音波を用いて的確に鑑別するため，特徴的な画像を供覧し解説する．

正常リンパ節の構造と測定法

リンパ節は動静脈が出入りするリンパ節門付近の髄質とその周囲に存在する皮質からなる．皮質周囲の辺縁洞には周囲から多くの輸入リンパ管が入り，リンパ節門から太い輸出リンパ管が出る[2]．

リンパ節門付近の髄質部分は脂肪組織が多いため，超音波像では高エコーを呈し fatty hilum と呼ばれ，リンパ節内部の構造物として比較的容易に確認可能である．正常リンパ節の超音波像では fatty hilum が偏りなく確認でき，カラードプラではリンパ節門から fatty hilum に沿って流入する血流が観察される(図1)．

超音波画像でリンパ節を計測する際は，長径・短径・厚みの3方向で測定する必要がある．体表から探触子をあてたとき，最大割面における最大径を長径とし，それに直交する最大径を厚みとする[3]．最大割面像から探触子を90°回転させ，長径と直交する方向の長さを短径とする．頸部では厚みは体表皮膚から体軸に向かう方向となり，後に解説するリンパ節の鑑別診断において，厚みが重要である(図2)．

リンパ節腫大を呈する疾患

リンパ節腫脹を診断する場合には，頸部全体を観察し左右を比較することで，腫大が正常範囲な

* Saito Daisuke，〒028-3695 岩手県紫波郡矢巾町医大通2-1-1 岩手医科大学耳鼻咽喉科頭頸部外科，講師

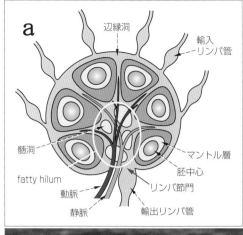

図 1.
正常リンパ節
  a：リンパ節断面
  b：B モード．リンパ節の中央部に認める偏位のない
    fatty hilum（矢印）
  c：カラードプラ．fatty hilum に沿った血流（矢印）

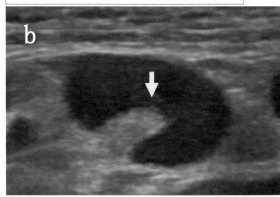

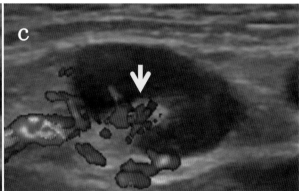

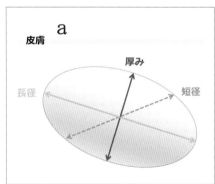

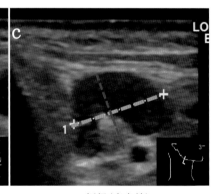

a. 3 方向でのリンパ節測定   b. 長径（黄点線），厚み（赤点線）   c. 短径（青点線）

図 2. リンパ節の計測方法

のか，異常なのかを判断する必要がある．特に，顎下リンパ節は正常でも頸部リンパ節に比べてサイズが大きく，太いfatty hilumをもつのが特徴的である．

　リンパ節腫大には ① リンパ節そのものが反応性または腫瘍性に増大する病態と，② リンパ節内に外から細胞が入り込み，リンパ節の内部構造を壊しながら増殖することによってリンパ節が腫脹する病態の2つがある．① では反応性リンパ節腫大やリンパ節炎，悪性疾患では悪性リンパ腫などがある．② では癌のリンパ節転移が代表的である[4]．上記を判断するためにも，リンパ節の内部構造を観察することは重要である．リンパ節門から髄質にかけて広がるfatty hilumと，リンパ節内の血流を確認することでリンパ節の正常構造が保たれているか，リンパ節内で病的変化が起きているのかを判断することができる．

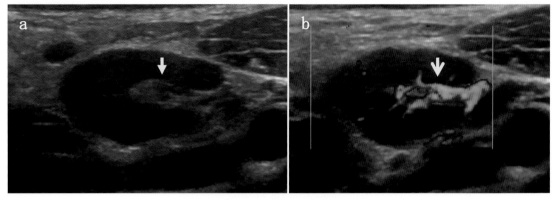

図 3. 反応性リンパ節
a：Bモード. 偏位のない fatty hilum(矢印)
b：カラードプラ. リンパ門から均等に広がる血流(矢印)
(文献5より引用)

反応性・炎症性リンパ節腫脹

　細菌やウイルス，その他の病原体などによるものなど様々である．リンパ節の構造が保たれたままリンパ節が腫大し始めるが，炎症が強いと膿瘍形成を起こすこともある．

1．反応性リンパ節(図3)

　扁桃炎にて反応性に腫脹した 21×11 mm のリンパ節．厚み 11 mm と腫大しているが，fatty hilum や血流の偏移がなく，被膜を貫通する異常血流を認めない．反応性リンパ節として特徴的な像であるが，リンパ節の急激増大や分葉化が起こる場合は悪性リンパ腫との鑑別が必要である．

2．抗酸菌感染によるリンパ節炎(図4)

　非結核性抗酸菌感染症にて腫大したリンパ節．境界明瞭だが，炎症が強くリンパ節周囲の結合組織は高エコーになっている．内部は壊死組織を示す高エコーと，膿瘍形成を示す低エコーが混在している．厚いリンパ節被膜にわずかに血流を認めるが，内部血流は認めない．

悪性リンパ腫(図5)

　悪性リンパ腫は，内部血流が豊富な境界明瞭の低エコー腫瘤として確認されることが多い．fatty hilum が確認できることも多く，発症初期には反応性リンパ節との鑑別が難しい．

　図5-aはホジキンリンパ腫にて腫脹した51×31 mm のリンパ節である．境界明瞭だが凹凸がある．内部は低エコーで太く発達したfatty hilum を認め，カラードプラでは豊富な血流シグナルがリンパ節内に均等に広がっている．

　図5-bはびまん性大細胞型B細胞リンパ腫(DLBCL)にて腫脹した 35×25 mm のリンパ節である．境界は明瞭で内部は低エコーを示している．fatty hilum は認めないが，内部に非常に豊富な血流を認める．

癌のリンパ節転移

　頸部リンパ節に転移をきたす癌でもっとも多いものは，頭頸部扁平上皮癌である．頸部リンパ節転移は予後を左右する大きな因子であるため，小さな転移もしっかりと診断する必要がある．

　癌の転移は，輸入リンパ管から癌細胞が流入しリンパ節の辺縁洞に転移病巣を生じる．転移病巣が小さいうちは正常のリンパ節構造が保たれている．癌の進行に伴い，転移病巣が正常組織を圧排し，徐々にリンパ節全体が転移病巣に置き換わり増大して，最終的には被膜を破壊し周囲組織に浸潤する．扁平上皮癌の転移では，囊胞状変化や内部壊死を形成するのも特徴である[6]．リンパ節内転移病巣の進展モデルを図6に示す．上段にリンパ節転移モデルを，下段はそれに相応する時期の病理標本・摘出検体を示した．①はリンパ節病理組織標本の割面に偶然に発見された 300 μm の転移巣である．この時点でfatty hilum や血流の偏位は起こらず，画像検査での診断は不可能である．

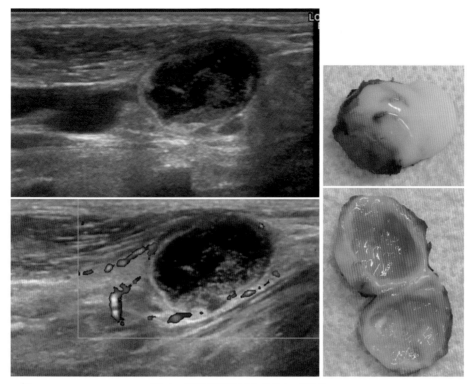

a｜b 　　　　　　　　　　　**図 4.** 抗酸菌感染によるリンパ節炎
a：超音波像．内部エコーは不均質で被膜に沿った血流を認める
b：摘出検体．厚い被膜をもち内部に膿瘍形成を認める

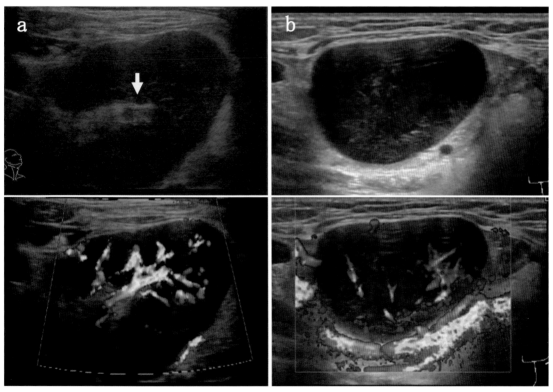

図 5. 悪性リンパ腫
a：ホジキンリンパ腫．偏位のない太い fatty hilum（矢印），リンパ節門から均等に広がる豊富な血流
b：DLBCL. fatty hilum は認めないが，豊富な血流を認める

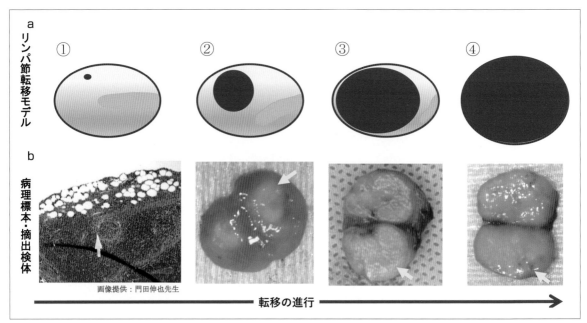

図 6. リンパ節内転移巣の進展モデル
　a：転移巣（赤丸），fatty hilum（黄色部）
　b：転移巣（矢印）
　（文献 5 より引用改変）

② では転移巣が大きくなり摘出リンパ節の断面で肉眼的に転移病巣の確認が可能となる．CT，MRI での診断は困難だが，超音波検査ではリンパ節の内部で fatty hilum や血流の軽度偏位が確認できる．③ ではさらに転移巣が大きくなり，リンパ節の大半を転移巣が占めるようになる．超音波検査では fatty hilum と血流の著明な偏位を認める．④ ではリンパ節が完全に転移巣に置き換わり厚みが増大してくる．他の画像検査で診断が可能になるレベルである．転移がさらに進展すると被膜を破壊し周囲組織へ浸潤する[5]．

リンパ節転移の超音波診断基準

前述したリンパ節内転移病巣の進展過程を考慮すると，リンパ節転移診断は，リンパ節の厚み・内部構造・血流から総合的に判定することが必要である．図 7 に頭頸部癌頸部リンパ節転移超音波診断基準を示す．B モードで観察し，原則厚み 6 mm 以上を転移陽性，厚み 6 mm 未満を転移陰性とする．厚み 6 mm 以上でも fatty hilum に偏りがなく，血流がリンパ節門からリンパ節全体に均等に分布するものは陰性とする．厚み 6 mm 未満で

も fatty hilum の偏在や内部に明らかな転移巣が確認できるもの，リンパ節門から流入する血流分布に欠損部位や血流の乱れ，転移巣を迂回するような血流やリンパ節門以外からの血流がリンパ節内に流入するものは転移陽性とする[7]．

当科では，頭頸部扁平上皮癌患者 11 症例で，他の画像検査で診断の難しい 10 mm 以下のリンパ節 20 個を超音波画像で評価し，頸部郭清後の病理診断と比較した．結果は陽性的中率 100%（4/4），陰性的中率 94%（15/16）と良い成績を示している．

転移リンパ節の超音波画像

1．典型的な転移リンパ節（図 8）

舌扁平上皮癌にて 14×12×9 mm に腫脹した頸部の転移リンパ節．辺縁が一部不明瞭でリンパ節被膜の破綻が疑われる．内部は不均質で fatty hilum やリンパ節門からの血流は認めない．典型的な転移リンパ節の超音波像である．摘出検体の割面でも白色の転移病巣を認める．

2．膿瘍・壊死を伴う転移リンパ節（図 9）

舌扁平上皮癌にて 31×31×19 mm に腫脹した頸部の転移リンパ節．内部には嚢胞様の低エコー

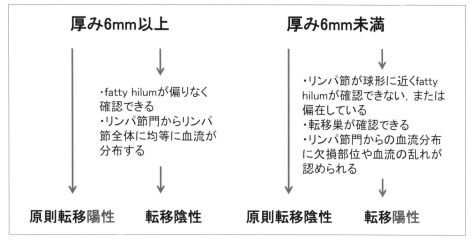

図 7. 頭頸部癌頸部リンパ節転移診断基準
（文献 7 より引用改変）

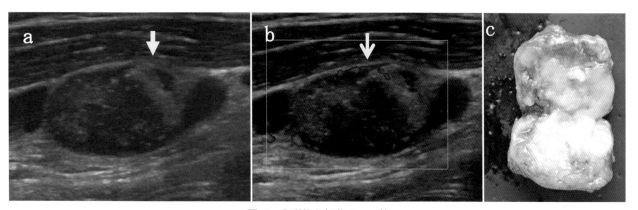

図 8. 典型的な転移リンパ節
a：B モード．リンパ節の被膜破綻が疑われる（矢印）
b：カラードプラ．リンパ節の被膜から内部に入る異常血流（矢印）
c：リンパ節割面．白色の転移病巣を認める

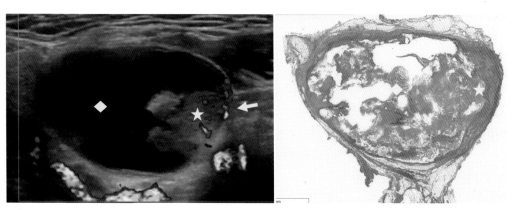

a | b　　　　　図 9. 膿瘍・壊死を伴う転移リンパ節
a：超音波像．血流のない低エコー帯（◆）と不整形な高エコー帯（★），右側より被膜外からの血流（➡）
b：病理組織標本（HE 染色）　壊死や膿瘍腔の形成（◆），リンパ組織への腫瘍細胞浸潤（★）

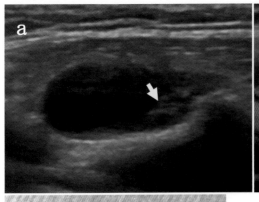
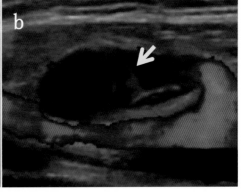
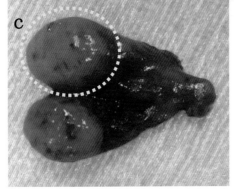

図 10.
リンパ節内に小さな転移巣をもつ転移リンパ節
　a：Bモード．右側に偏位した fatty hilum（矢印）
　b：カラードプラ．転移巣を迂回する血流（矢印）
　c：リンパ節摘出検体割面．リンパ節内の小さな
　　　転移巣 3×4 mm（点円）
（文献 5 より引用）

域と不整形な高エコー域を認める．高エコー域へは被膜外からの血流を認める．病理組織標本（HE染色）と比較すると，低エコー域は壊死や膿瘍組織を認め，高エコー域にはリンパ組織への腫瘍浸潤を認めた．膿瘍や壊死を形成するのは，扁平上皮癌リンパ節転移の特徴である．

3．リンパ節内に小さな転移巣をもつ転移リンパ節（図 10）

　舌扁平上皮癌の 9×7×6 mm の転移リンパ節．辺縁は明瞭で，厚みは 6 mm と扁平形である．一見正常のリンパ節のように見えるが，内部では高エコーを占める fatty hilum が右側へと偏位している．カラードプラでは転移巣を迂回するようなリンパ節門からの血流を認める．摘出リンパ節の割面では，左側に 3×4 mm のリンパ節内転移病巣を認める．図 6 の転移巣の進展モデルにあてはめると ② の状態になる．転移が小さいため，PET や CT では転移の鑑別が難しく，超音波画像での診断がカギとなる症例である．

4．周囲組織に進展する転移リンパ節（図 11）

　甲状腺乳頭癌の転移リンパ節．造影 CT では内頸静脈と総頸動脈に接しているためリンパ節の血管浸潤が否定できない．超音波検査では，リンパ節の胸鎖乳突筋浸潤を認めるが，総頸動脈への浸潤はない．内頸静脈がリンパ節に圧排され，リンパ節浸潤が疑われた．静脈浸潤を確認するため，被検者にバルサルバ法（息こらえ）を行わせると，静脈は拡張するが，一部リンパ節に固着し伸展しない部位があった．同部位をリンパ節の静脈浸潤部と判断した．胸鎖乳突筋・内頸静脈合併切除の方針で頸部郭清を行ったところ，リンパ節の静脈浸潤所見を認めた．頸部リンパ節の静脈浸潤を疑った際は，バルサルバ法を行い，静脈壁の伸展の有無を確認することが浸潤の有無の判断となる．

まとめ

　リンパ節腫脹をきたす多彩な疾患の，特徴的な超音波像を示した．頸部腫瘤の症状を呈する疾患は多種多様であり，かつ良性から悪性まで存在するため，超音波のみで正確な診断を行うことが困難な場合もある．頸部の解剖と構造についての知識をもとに，詳細な問診と臨床所見から，リンパ節，もしくは他の腫瘍性病変かを大別して鑑別を進めていくことが望ましい．転移リンパ節や悪性

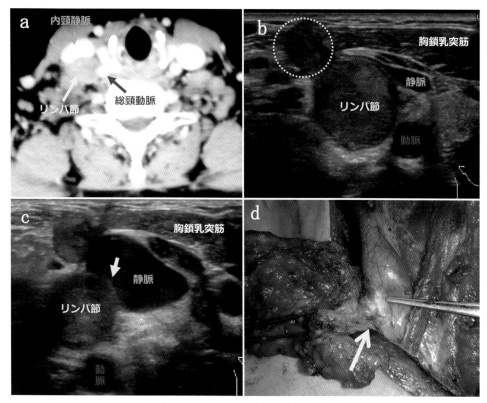

図 11. 周囲組織に進展する転移リンパ節

a：頸部造影 CT 軸位断. リンパ節は内頸静脈, 総頸動脈に接する

b：超音波 B モード, バルサルバ前. リンパ節の胸鎖乳突筋浸潤あり(点円), 内頸静脈(静脈), 総頸動脈(動脈)

c：超音波 B モード, バルサルバ後. 静脈壁がリンパ節に固着し伸展しない(矢印)

d：術中写真. リンパ節が内頸静脈に浸潤(矢印)

リンパ腫などの悪性疾患を疑った際は, 超音波診断にこだわらず, 速やかに CT や PET など他の画像検査を行うことも必要である. 検査の結果, リンパ節生検や頸部郭清が必要となった際は, より安全に手術を行うために, 術前に手術体位での超音波検査を行い, リンパ節の局在や周囲組織浸潤の有無を確認していただきたい.

文 献

1）内水浩貴, 小林俊樹, 森 恵莉ほか：過去 5 年間の頸部リンパ節腫脹に対する検討. 日耳鼻会報, **115**：546-551, 2012.

2）駒崎伸二（編著）：バーチャルスライド組織学. 羊土社, 2020.

3）古川政樹：超音波断層法による頭頸部癌の頸部リンパ節転移の検討. 耳鼻, **35**：876-888, 1989.

Summary 頭頸部癌術前のリンパ節の大きさを, 超音波にて 3 次元で測定したところ, 厚みが 6 mm 以上のものは転移が強く疑われた.

4）古川まどか, 古川政樹：頭頸部癌エコーカラーアトラス. 診断と治療社, 2016.

5）齋藤大輔, 志賀清人：リンパ節転移の超音波診断―原発臓器, リンパ節転移部位および組織型による違いを探る―頭頸部扁平上皮癌リンパ節転移. JABTS, **6**(3)：50-54, 2017.

6）Furukawa MK, Furukawa M：Diagnosis of lympk node of head and neck cancer and evaluation of effects of chemoradiotherapy using ultrasonography. Int J Clin Oncol, **15**：23-32, 2010.

7）古川まどか：超音波検査による頭頸部癌頸部リンパ節転移診断基準の有効性に関する多施設研究 臨床研究実施要項 第三版, 2012.

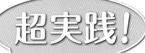

超実践！
がん患者に必要な
口腔ケア

― 適切な口腔管理でQOLを上げる ―

好評

編集 山﨑知子 （宮城県立がんセンター頭頸部内科 診療科長）

2020年4月発行　B5判　120頁
定価4,290円（本体3,900円＋税）

がん患者への口腔ケアについて、重要性から実際の手技、
さらに患者からの質問への解決方法を、
医師・歯科医師・歯科衛生士・薬剤師・管理栄養士の
多職種にわたる執筆陣が豊富なカラー写真・イラスト、
わかりやすいWeb動画とともに解説！
医科・歯科を熟知したダブルライセンスの編者が送る、
実臨床ですぐに役立つ1冊です！

目 次

全日本病院出版会　〒113-0033 東京都文京区本郷 3-16-4　Tel：03-5689-5989
www.zenniti.com　　　　　　　　　　　　　　　　　　Fax：03-5689-8030

MB ENT, 287：31-38, 2023

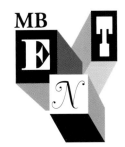

◆特集・頭頸部外来診療におけるエコー検査活用術

口腔・咽喉頭疾患の外来エコー

福原隆宏*

Abstract 口腔・咽喉頭疾患は日常的な超音波検査の対象となりにくい．しかし，口腔・咽喉頭は多くの機能を担っている領域であり，現在の評価ツールだけでは十分に評価できていない面もある．その点，超音波検査はリアルタイムに皮下の臓器の動きを見ることができ，これまでの画像検査と一線を画するものであり，うまく活用すればよい評価ツールとなる．本稿では，舌運動による構音機能評価や声帯運動評価，音声機能評価の方法などを紹介する．また，超音波検査は分解能が高いため，舌癌などの口腔癌や中咽頭癌，喉頭癌の深達度や周囲臓器浸潤の有無など，CT や MRI の診断を補助してくれる．その他，舌根部や輪状後部，頸部食道などの視診や軟性鏡で観察しにくい部位の病変を観察するのにも，超音波検査は有用であり，これらの症例についても紹介する．

Key words 構音機能評価(articulatory function assessment)，声帯運動評価(vocal fold movement assessment)，音声機能評価(acoustic assessment)，中咽頭癌(oropharyngeal cancer)，下咽頭癌(hypopharyngeal cancer)，頸部食道癌(cervical esopharyngeal cancer)

はじめに

口腔，咽喉頭は管腔臓器であり，内腔は空気と接している．このため，一般に管腔臓器は超音波検査の対象となりにくい．しかし，観察方法の工夫や観察部位を絞ることで，外来で役立てることが可能な部分もある．本稿では，外来で口腔，咽喉頭の評価にどのように超音波検査を役立てるかについて提案する．

1．プローベの選択

口腔の内腔から評価したい場合，経口的にプローベを口腔内へ挿入する必要があり，プローベの形状は先の小さなものに限られてくる．また，唾液汚染するため，カバーの使用も必要となる．このため，使用プローベとしてはホッケースティック型(図1)が使用しやすく，カバーはコンドーム型のもの(プローブフィットワイドタイプ，一般社団法人日本家族計画協会，日本)(図2)が安価でお勧めだが，ラップに包んで使用することもできる．主に舌癌の深達度評価などに使用される．

一方で，体表からプローベをあてて観察することも可能で，この場合，リニアプローベを使用するのが一般的である．リニアプローベの周波数は観察部位の深度によって変更し，深部の観察には7～15 MHz，浅い部位は10～24 MHzを目安にするとよい．咽喉頭では体表に近いところを観察するわけではないため，プローベ周波数は7～15 MHz程度が使用しやすい．また，顎の下に縦にプローベをあてて舌の縦断像を観察したい場合は，顎の屈曲したラインに合わせて，コンベックスプローベやマイクロコンベックスプローベが使用しやすい．

解　剖

1．口腔底・咽頭で観察される解剖

体表からの口腔・咽頭の観察では，舌や口腔底

---

* Fukuhara Takahiro，〒683-8504 鳥取県米子市西町36-1　鳥取大学医学部感覚運動医学講座耳鼻咽喉・頭頸部外科学分野，准教授

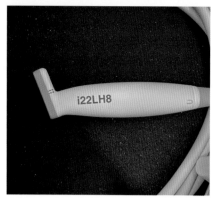

図1. ホッケースティック型リニア
プローベ(i22LH8：キヤノンメ
ディカルシステムズ，日本)

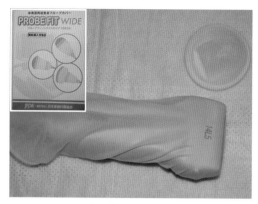

図2. 使い捨てのコンドーム型
エコープローベカバー

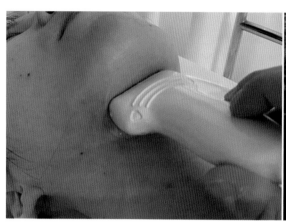

図3. オトガイ下にプローベをあて描出される口腔底筋群
↑：顎二腹筋前腹，⇧：顎舌骨筋，△：オトガイ舌骨筋

筋群，扁桃などが観察される．顎下腺や舌骨は解剖理解のよい目印となる．口蓋扁桃は体表からは深く観察しにくいが，顎下腺を介して観察すると描出できる．

オトガイ下の横断像では，顎二腹筋の前腹，顎舌骨筋，オトガイ舌骨筋が描出される(図3)．縦断像でみると，舌骨舌筋やオトガイ舌筋，内舌筋(上縦舌筋・垂直舌筋・横舌筋・下縦舌筋)が観察され，舌の動きがリアルタイムに可視化される．

顎下腺は顎舌骨筋を乗り越えて顎下腺管(ワルトン管)が口腔底へと繋がるため，唾石の位置などは顎舌骨筋が一つの目安となる(図4)．

2．喉頭で観察される解剖

喉頭は年齢や性別で観察しやすさが大きく変わる．年齢が上がると甲状軟骨の骨化が進むため，中年以上では喉頭内の観察が難しくなる症例も多く

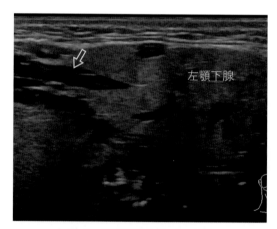

図4. 左顎下腺のBモード像
顎下腺は顎舌骨筋(矢印)を乗り越えて舌下腺へと続き，
顎下腺管(Wharton's duct)を探す目印となる

なり，女性に比べ男性のほうが観察は難しい．逆に幼児・小児では，喉頭内の動きがよく観察できる．

内喉頭筋は筋束が薄く走行が複雑なため，喉頭

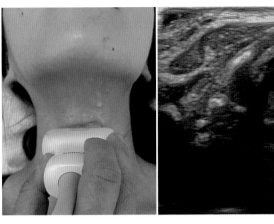

図 5.
喉頭にプローベを水平
にあて描出した，声帯
の水平断像
△：甲状披裂筋
＊：外側輪状披裂筋
☆：後輪状披裂筋

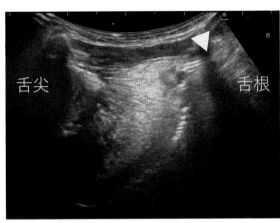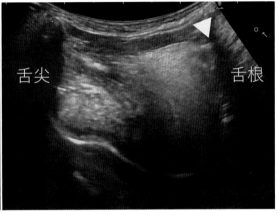

a｜b

図 6.
a：前舌母音(e)の構音時の舌縦断像
b：後舌母音(o)の構音時の舌縦断像
矢尻：舌骨

の観察では，まずプローベを水平に喉頭正中に
まっすぐあてるのがよい(図5)．声帯は甲状軟骨
付着部から披裂軟骨にかけて少し上がっているた
め，プローベを少しだけ頭側に傾けながら観察す
るのがコツとなる．内喉頭筋の甲状披裂筋・外側
輪状披裂筋・後輪状披裂筋が観察される(図5)．
喉頭の表面では，舌骨下筋群に加え，輪状甲状筋
が観察される．

　輪状甲状間膜は超音波が透過するため，輪状軟
骨の尾側から頭側に向けてまっすぐにプローベを
動かしながら観察すると，エコー画像が急に深度
が深くなる変化を起こすためわかりやすい．

機能評価

1．嚥下機能評価

　嚥下の評価が超音波を利用して行うことが可能

である．詳細は本誌『エコーによる簡便な嚥下機
能評価法』の稿を参照されたい．

2．発声時の舌運動の評価（構音機能）

　舌の観察では，リニアプローベだけでなくコン
ベックスプローベも使用すると，観察しやすくな
る．前述の如く，オトガイ下に縦にプローベをあ
てて深度を深くして観察すると，舌の縦切り画像
が観察される．舌骨の引く音響陰影(acoustic
shadow)は，解剖の位置関係を理解する一つの目
安となる．コンベックスプローベでは舌全体が観
察でき，リアルタイムに舌の運動を観察できる．
5 MHz のコンベックスプローベにより，前舌母音
の"e"と後舌母音の"o"を比べたBモード舌
縦断像を図6に示す．このように舌運動を評価す
ることで構音リハビリテーションなどに使用でき
る．

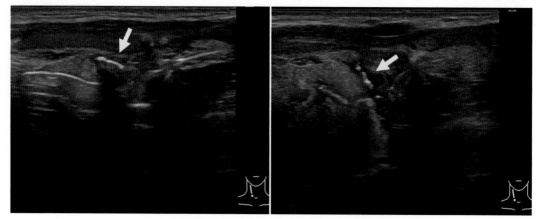

図 7. 右甲状軟骨板にプローベを縦にあてて見た右披裂軟骨の動き
a：吸気時，披裂軟骨が外転しているところ（矢印）
b：発声時，披裂軟骨が内転しているところ（矢印）

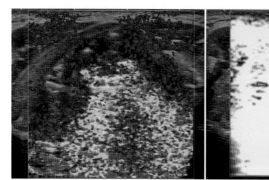 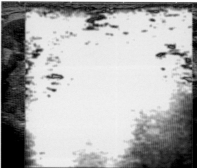 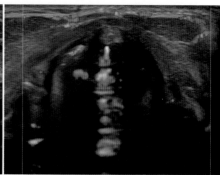

a．カラードプラ　　　　　　　b．パワードプラ　　　　　　　c．SMI

図 8. 各種のドプラによって声帯運動を観察した画像
cのSMI画像で正中に見える信号は両側声帯の振動を拾っている

3．声帯運動評価（発声機能）

超音波による声帯観察の基本的な手法は，プローベを喉頭に水平にあて，声帯レベルを左右対称に描出し，左右の声帯の動きを比較する．息こらえや発声時に声帯が閉鎖し，吸気時に開大することを確認する．しかし，喉頭の内腔には空気があり，年齢とともに甲状軟骨が骨化し，さらに甲状軟骨は前方に向かって凸形となっているため，超音波が透過しにくく，観察が困難な症例も多くある．そこで，甲状軟骨に沿って側面から観察する方法も報告されている[1]．本手法は声帯の動きを直接見るのではなく声帯筋が付着する披裂軟骨の動きを観察するのが特徴である．甲状軟骨板のすぐ裏に披裂軟骨の筋突起があり，プローベを甲状軟骨板に沿って縦方向にあてて観察すると，声帯の動きに合わせてダイナミックに動くのが観察

される（図7）．

また最近では，声帯運動をBモードで直接見るのではなく，キヤノンメディカルシステムズの装置の低流速微細血流評価のアプリケーションであるSuperb Micro-vascular Imaging（SMI）を利用して観察する報告がある[2]．これまでのカラードプラで喉頭を観察すると，声帯振動の信号が強いため画面は信号で潰されていた（図8-a，b）．しかし，SMIを利用すると声帯の振動のみ拾い画像化される（図8-c）．反回神経麻痺では非対称な画像が得られる．

4．音声分析（音声機能評価）

音声障害を評価するために，音響解析ソフトウェアによって音声のスペクトラム解析を行う．これと同じことが，実は超音波ドプラで可能である．パルスドプラ法では，FFT解析による周波数

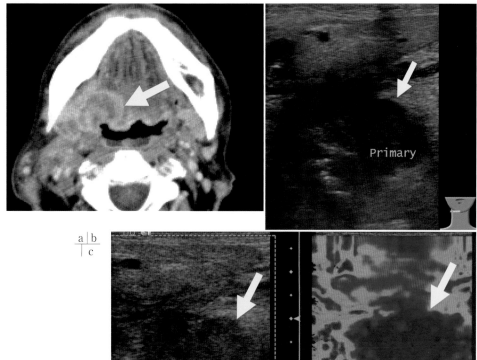

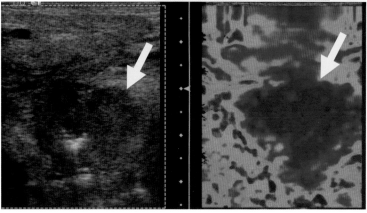

$\dfrac{a\ |\ b}{c}$

図 9.
右中咽頭癌
　a：CT 画像
　b：右顎下腺を介して右扁桃癌が
　　描出される
　c：エラストグラフィでは原発巣
　　が硬い青色に描出される

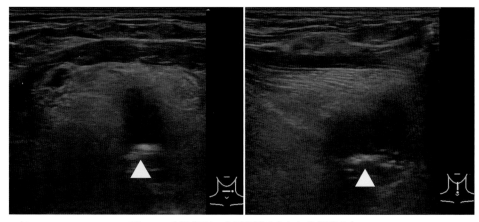

a｜b　　　　　図 10. 舌根部癌の水平断像(a)と矢状断像(b)
　　　　　　　　舌骨まで浸潤しているのがわかる(矢尻)

分析を行い，流速をスペクトラム表示する．頸部正中にプローベをあて喉頭気管壁にフォーカス（ゲート）を設定し，発声時に喉頭気管壁の振動のドプラ解析を行う．表示されるスペクトログラムの速度 m/s 成分をドプラの式（($\Delta f = 2vf_c\ cos\theta$)／$c$；$\Delta f$：ドプラ偏位周波数，$f_c$：音源の周波数，$c$：1,530 m/sec，$v$：速度成分）にあてはめると音声周波数が算出できる[3]．

疾患の観察・評価

1．中咽頭の病変

　中咽頭では，口蓋扁桃や舌根部の病変が観察される．口蓋扁桃は癌による腫大や周囲浸潤などがある程度観察されるが（図 9），扁桃炎などの炎症

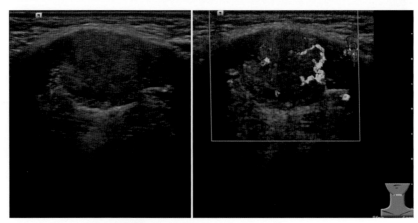

図 11. 舌骨下の異所性甲状腺

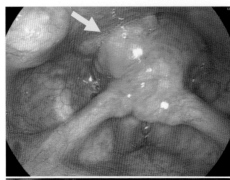

図 12.

下咽頭輪状後部癌の症例

　　a：喉頭ファイバースコピーで腫瘍(矢
　　　　印)は観察しにくい
　　b：Bモード像では甲状腺左葉の裏に腫
　　　　瘍(矢印)が観察される
　　c：カラードプラでは周囲より流入する
　　　　腫瘍血流が観察される

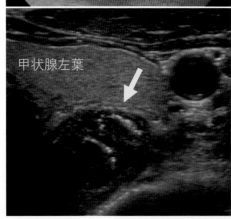

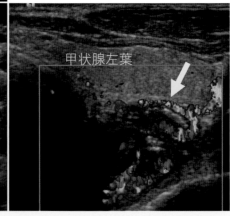

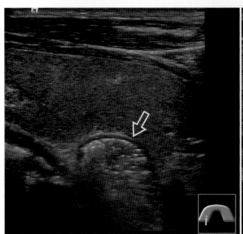

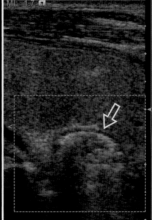

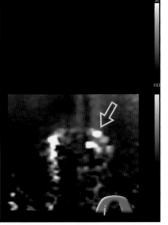

図 13.

a b

a：甲状腺の裏に描出される食道憩室(矢印)．甲状腺結節と異なり深部の境界が不明瞭に見える
b：エラストグラフィの一つ ARFI imaging では，憩室は柔らかく(白色)に描出される(矢印)

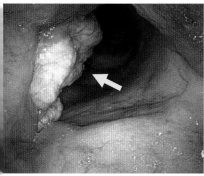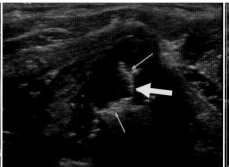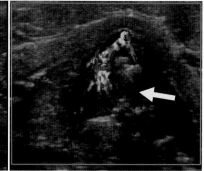

a | b | c

図 14.
a：右声門癌の喉頭ファイバースコピーの画像
b：右声門癌を体表から超音波で見た B モードの画像
c：カラードプラで観察した右声門癌に流入する腫瘍血流

所見の有無は判別できない．舌癌では，舌縁部の早期癌の浸潤評価は頸部からは難しく，口腔内からの観察がよい．舌根部癌は比較的観察しやすく，舌骨まで浸潤があるかなど観察できる（図10）．また，異所性甲状腺は超音波の観察が有効で，経皮的な針生検での診断も便利である（図11）．

2．下咽頭・食道の病変

下咽頭では，進行下咽頭癌が頸部体表からの超音波検査で観察される．特に，有用と思われるのは輪状後部癌で，喉頭ファイバースコピーで見えにくい病変が超音波では明確に観察され周囲流入する腫瘍血流も観察される[4]（図12）．軟性鏡下での生検が難しい場合には，経皮針生検による診断も可能である．原発下咽頭癌がどの亜部位で，どの程度の進行度まで観察可能であるかは意見が分かれるが，一般的な頭頸部超音波検査で浸潤軽度の早期癌を見つけるのは困難と思われる[4)5]．頸部食道癌も同様で，進行した原発巣は超音波検査で容易に検出できる．その場で経皮針生検を行えば，診断も早い．

また頸部食道の憩室が，甲状腺腫瘍と間違えられることも多々ある（図13-a）．頸部食道憩室の画像所見の特徴は，深部側の境界がはっきりしないことである．ARFI を利用した特殊なエラストグラフィ（ARFI imaging, Siemens Medical Systems, Forchheim, Germany）を使用すると，食道憩室部分だけ柔らかいことがわかり，診断しやすくなる（図13-b）．

3．喉頭の病変

喉頭病変は，声帯粘膜上の良性腫瘍（声帯結節，声帯ポリープ，声帯嚢胞や声帯乳頭腫など）は観察できない．声門癌は図14のように観察される．進行喉頭癌では，喉頭外への浸潤の有無の評価などに超音波検査は役に立つ．

声帯麻痺については前述のとおりである．

まとめ

口腔・咽喉頭疾患は，一般に超音波検査の対象とされないことが多いが，解剖構造を理解し超音波の特性をうまく利用すれば，超音波検査もよい診断補助となる．また超音波検査は，CT や MRI などの画像検査と異なり，リアルタイムに皮下の臓器の動きが観察できるため，舌の構音機能評価や声帯の運動評価などが可能となる．

引用文献

1) Fukuhara T, Donishi R, Matsuda E, et al：A novel lateral approach to the assessment of vocal cord movement by ultrasonography. World J Surg, 42：130-136, 2017.
   Summary 披裂軟骨の観察によって声帯運動を評価する方法について記述されている．
2) 福原隆宏：耳鼻咽喉科・頭頸部領域で SMI をどう活用するか．映像情報 Medical, 51：46-49, 2019.
   Summary 頭頸部領域での SMI の活用法について記述されている．
3) Fukuhara T, Morisaki T, Donishi R, et al：The assessment of voice range change after thy-

roid surgery by the novel ultrasound Doppler apprication. Ultrasound Med Biol, **45** Suppl： S91, 2019.

　Summary 甲状腺術後の音声変化を超音波ドプラで評価している.

4) Fukuhara T, Matsuda E, Hattori Y, et al：Usefulness of ultrasound for assessing the primary tumor of hypopharyngeal carcinoma. Laryngoscope Investig Otolaryngol, **2**：390–394, 2017.

　Summary 下咽頭癌の超音波評価の有用性について記述されている.

5) Jecker P, Schuon R, Hlawatsch A：Ultrasound of hypopharyngeal and oesophageal cancer： possibilities and limitations to staging and planning of therapy. Ultraschall Med, **26**：312–317, 2005.

　Summary 下咽頭癌や食道癌を超音波で評価する場合の活用法と限界について記述されている.

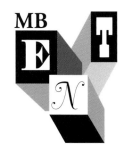

◆特集・頭頸部外来診療におけるエコー検査活用術

小児耳鼻咽喉科領域におけるエコー

堂西亮平[*1]　福原隆宏[*2]

Abstract　超音波検査は被曝がなく，反復して検査を行える点から小児領域では有用な検査である．ただし，正確な診断には小児特有の注意点や疾患の特徴を留意したうえで検査を行う必要がある．本稿では小児耳鼻咽喉科領域での超音波検査の注意点，遭遇する疾患と超音波検査所見について述べる．また，当科では小児気管切開における気管切開カニューレの選択に超音波検査を用いており，その応用についても紹介する．

Key words　小児耳鼻咽喉科（pediatric otorhinolaryngology），超音波検査（ultrasound），耳下腺（parotid gland），リンパ節（lymph node）

はじめに

頭頸部領域の画像評価として，成人では CT が選択されることが多いが，小児の場合は被曝の観点から必要最低限の検査頻度に留めることが望ましいとされている．また，MRI は被曝のリスクはないものの，撮影に時間を要し，撮影中に安静を保持する必要があることから，乳幼児では鎮静が必要となる．その点，超音波検査は低侵襲かつ鎮静の必要性もないことから，小児頭頸部領域では必須ともいえる検査である．また，検査自体も簡便であることから，経過観察に適した検査と考えている．

小児耳鼻咽喉科領域での超音波検査の注意点

小児における超音波検査では，成人の検査に加えて注意すべき点がいくつかある．

頸部領域で用いる探触子は一般にリニア型探触子を用いることが多いが，リニア型探触子の中でも幅広の探触子は小児の頸部には大きく，顎と干渉するなど，操作性が悪くなるため避けることが

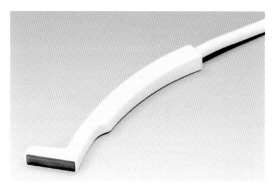

図 1．ホッケースティック型リニア探触子
（L53K，富士フイルムヘルスケア，日本）
（富士フイルムヘルスケア HP より転載）

望ましい．さらに，乳児〜幼児であればリニア型ではなくホッケースティック型リニア探触子（図1）が有用な場合も多いため，状況に応じ適切な探触子を選択することが重要である．

次に低年齢，特に就学前の小児などでは検査時の安静保持が難しい点が挙げられる．体動が強い場合，病変の正確な描出が困難であったり，ドプラ法では体動によるモーションアーチファクトに

[*1] Donishi Ryohei，〒683-8504 鳥取県米子市西町36-1 鳥取大学医学部感覚運動医学講座耳鼻咽喉・頭頸部外科学分野
[*2] Fukuhara Takahiro，同，准教授

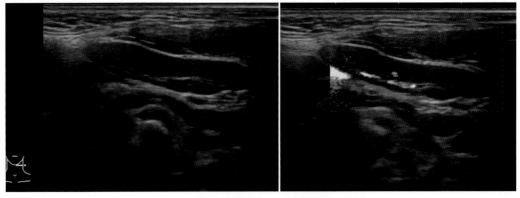

図 2. 反応性リンパ節腫脹　　　　　　　　　　　a｜b

a：Bモード像．扁平なリンパ節の内部に高エコーに描出されるリンパ門を認める
b：eFLOW（富士フイルムヘルスケア，日本）による血流評価．リンパ門に一致した
　血流を認める

より血流の描出が困難となる場合がある．成人では，決まった手順で超音波検査を行い，頸部全体を観察した後に患部の詳細な評価を行うが，小児の場合は検査の負担を減らすため患部を優先的に評価していくのがよい．検査にあたり，恐怖心を取り除くことも重要である．ご家族の同席に加えて，当院ではこちらの指示を理解できる年齢であれば頸部走査を開始する前に患者に探触子に触れてもらう，画面を見せながら検査を進める，などの工夫を行っている．

　また，小児では悪性疾患の頻度は成人と比較して非常に低い．このため，侵襲の観点から安易な穿刺は避け，経過観察を優先すべきと考える．ただし，感染症が疑われ，抗菌薬治療への反応性が乏しい場合には培養や排膿を目的とした穿刺を検討する必要がある．

小児領域で遭遇する疾患

　小児領域で遭遇する頭頸部疾患は炎症性疾患，唾液腺疾患，先天性頸部腫瘤，その他に大別することができる．代表的な疾患や超音波検査が有用な症例を以下に列挙する．

1．炎症性疾患

1）反応性リンパ節腫脹

　頸部の正常リンパ節は扁平で境界明瞭，内部はほぼ均質，皮質は低エコーに描出される．リンパ門は高エコーに描出されることが多く，ドプラ法ではリンパ門から皮質に向かって放射状に分布す

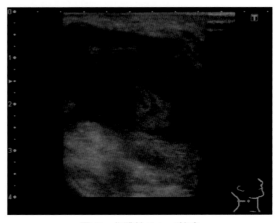

図 3. 化膿性リンパ節炎
腫大したリンパ節内に膿瘍形成に伴う無エコー域を認める

る血流が描出される（図2）．小児では上記の構造を保ったまま腫大したリンパ節を両側性に認めることが多い．このため，明らかな血流異常や内部エコー像の変化がなければ，前述のようにまずは経過観察の方針でよいことが多い．

2）化膿性リンパ節炎

　化膿性リンパ節炎は口腔，咽頭，扁桃，皮膚などから侵入した細菌により生じる急性リンパ節炎である．乳幼児に多く，黄色ブドウ球菌が主な起因菌である．感染部位の腫脹・発赤・疼痛と発熱を伴い，抗菌薬投与や切開排膿による治療が行われる．超音波検査ではリンパ節内に膿瘍形成に伴う無エコー域を認める（図3）．時に川崎病との鑑別が重要となるが，川崎病ではリンパ節内に膿瘍

a|b

図 4.
右上顎洞炎
　a：X 線検査．右上顎洞の
　　透過性低下を認める
　b：左（健側）では上顎洞内，
　　上顎洞後壁の描出は困
　　難だが，右（患側）では上
　　顎洞内および後壁（矢尻）
　　が描出されている

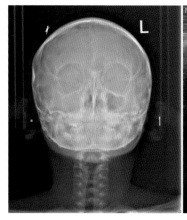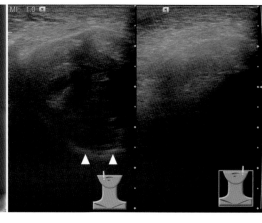

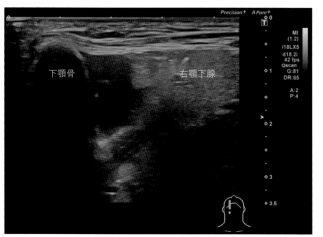

図 5．右顎下型ガマ腫
下顎骨と顎下腺の間に囊胞性病変を認める

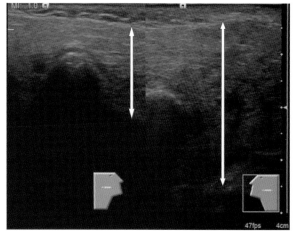

図 6．左流行性耳下腺炎
患側（左）では耳下腺実質のびまん性腫脹を認める．
内部エコーは健側（右）と同様に均質で輝度の変化も
認めない

形成は伴わず，集簇した腫大リンパ節を認める[1]．

3）小児副鼻腔炎

　成人の副鼻腔炎の診断は一般に X 線検査や CT が用いられるが，小児では被曝の観点から頻回の検査は避けるべきである．一方で，小児は成人と比較して上顎洞前壁の骨壁が薄いため，超音波が全反射せずに透過することが可能である．このため，鼻汁の貯留や粘膜肥厚により上顎洞内の含気が不良な場合には内腔および後壁の描出が可能となる（図4）．

2．唾液腺疾患

1）ガマ腫

　ガマ腫は舌下腺から唾液が周囲間隙に貯留することにより生じる貯留囊胞であり，10〜20歳台の若年者に好発するとされる．存在部位から顎下

型，舌下型，舌顎下型に分けられる．後述の甲状舌管囊胞や側頸囊胞などは上皮性の囊胞壁を有しており，円形〜楕円形を呈するのに対して，ガマ腫は組織間隙に沿って広がる囊胞性病変として描出される（図5）．治療は囊胞開窓術，舌下腺を含めた摘出術が行われることが多いが，手術拒否例については超音波ガイド下 OK-432 注入療法が有効であるとも報告されている[2]．

2）流行性耳下腺炎（ムンプス）

　流行性耳下腺炎はムンプスウイルスによって引き起こされる全身感染症である．発症のピークは3〜7歳頃とされており，典型例では両側の耳下腺腫脹と発熱を認める．超音波検査では腫脹した耳下腺の内部は均質に描出される（図6）．

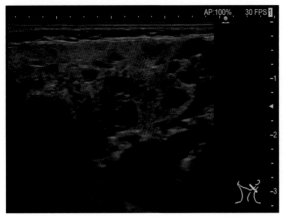

図 7．小児反復性耳下腺炎
耳下腺実質内に小さい円形の無エコー域が
多発している

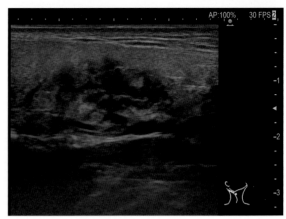

図 8．木村病
耳下腺実質内に境界不明瞭な低エコーを認める

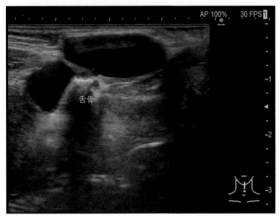

図 9．正中頸嚢胞
舌骨に接する嚢胞性病変を認める

3）小児反復性耳下腺炎

　小児反復性耳下腺炎は 3〜6 歳頃から有痛性の耳下腺腫脹を繰り返すが，思春期頃には軽快する．耳下腺腫脹の反復歴があれば診断は比較的容易であるが，初発の耳下腺腫脹の場合には，ムンプスとの鑑別が重要となる．小児反復性耳下腺炎の急性炎症時には耳下腺内に多発する小円形の低エコー域が特徴であり，診断に有用とされている[3]（図 7）．ただし，小児では稀な疾患ではあるものの，シェーグレン症候群でも類似した所見を認めるため，病歴の聴取と抗 SS-A 抗体，抗 SS-B 抗体の確認が必要である．

4）木村病

　慢性のリンパ増殖性疾患であり，アジア男性に多いとされている．血清 IgE の上昇，唾液腺の無痛性腫脹と頸部リンパ節腫脹が特徴である．頸部超音波検査では耳下腺内に存在する境界不明瞭な低エコー腫瘤として描出される[4]（図 8）．治療には外科的切除，ステロイド療法が行われることが多いが，いずれも再発する可能性があり，定期的な経過観察が必要である．

3．先天性頸部腫瘤
1）甲状舌管嚢胞（正中頸嚢胞）

　甲状舌管嚢胞は甲状腺の発生過程に形成される甲状舌管の遺残組織から発生した嚢胞性病変である．無痛性の頸部正中腫瘤として発見されることが多いが，感染を生じた場合には同部の発赤，疼痛を伴う．超音波検査では舌骨に接する嚢胞性病変として描出される．舌骨に対して垂直方向に探触子をあてると，観察が容易である（図 9）．内部は無エコーの場合が多いが，内容物によってはコロイド様の点状高エコーがみられることもある．稀に甲状腺癌を合併することがあり，内部に充実部を認める場合には穿刺吸引細胞診の適応となる．

2）側頸嚢胞

　側頸嚢胞は主に胸鎖乳突筋前縁に沿って発生する嚢胞性疾患である．第二鰓裂に由来することが多いとされており，好発年齢は 10〜40 歳とされている．無痛性の即頸部腫瘤として発見されることが多いが，時に感染を伴う場合がある．典型例では胸鎖乳突筋前縁に沿って頸動脈間隙の側方，顎下腺の後方に位置するとされる[5]．超音波検査では形状整，境界明瞭で内部均質な嚢胞性病変として描出される（図 10）．

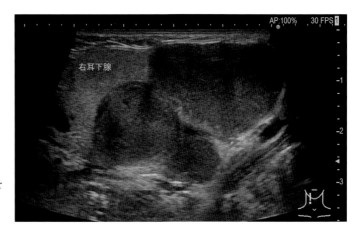

図 10.
右側頸囊胞
左耳下腺尾側に接する囊胞性病変を認める．
感染後であり内部エコー輝度は軽度上昇を
認める

3）頸部リンパ管腫

　リンパ管腫は胎生 8 週頃までに形成される原始
リンパ囊より発生すると考えられている．生後 2
年以内に 9 割が発見されると報告されている．顎
下部に生じた囊胞性リンパ管腫では，前述のガマ
腫と迷う場合があるが，穿刺内容のアミラーゼや
総蛋白を測定することで鑑別が可能である．治療
は外科的切除の他，OK-432 局所注入療法が行わ
れている．

4．その他
1）異所性胸腺

　乳幼児では胸腺組織が発達しており，胸骨上に
腫瘤として描出されることが多い．異所性胸腺は
剖検例では約 1% に認めるとされており，頸部腫
瘤として指摘されることがある．超音波検査では
低エコーな腫瘤内部にモザイク様の細かな高エ
コーが均一に分布していることが特徴である[6]

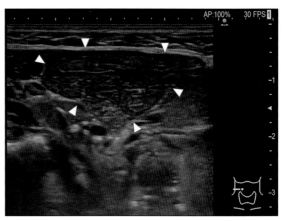

図 11. 左頸部異所性胸腺
低エコーな腫瘤内部にモザイク様の高エコーを
認める（矢尻）

（図11）．乳児期に上記所見を伴う腫瘤性病変を認
めた場合には経過観察を優先し，不要な侵襲を避
ける必要がある．

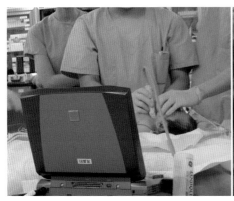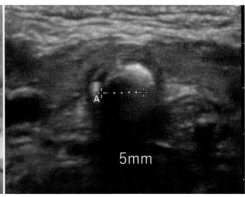

a│b 　　　　図 12. 小児気管切開における超音波検査の応用
　　　　a：体位を確保し，超音波検査で切開予定部位の気管径を計測する
　　　　b：超音波検査で測定した気管径は 5 mm であった

手術での応用

　小児は呼吸予備能が小さいため，小児気管切開では適切なサイズの気管切開カニューレを迅速に選択し挿入する必要がある．そのため術前の気管径の計測が重要となる．一般にはCTでの評価が行われることが多いが，被曝の観点から何度も撮影することは難しい．術直前に超音波検査を行うことで低侵襲に実際の気管切開を行う部位の気管径を計測でき，カニューレの適切なサイズ選択が可能となる（図12）．

まとめ

　小児耳鼻咽喉科領域において超音波検査は被曝のリスクなく，反復して検査を行える点で有用性の高い検査である．小児特有の疾患や副鼻腔炎のような小児であるからこそ評価可能な疾患もあり，積極的に活用していくことが望ましい．

引用文献

1）田代紀陸，古川　漸：頸部リンパ節エコーによる川崎病の診断．小児臨床，**55**(5)：759-762, 2002.
　Summary　川崎病における超音波検査所見について述べている．
2）深瀬　滋，太田伸男，稲村和俊ほか：ガマ腫に対するOK-432囊胞内注入療法．口咽科，**10**(3)：297-305, 1998.
3）名木田　章，青木理香，綾田　潔ほか：炎症性耳下腺疾患児における耳下腺超音波検査の有用性．日児誌，**110**(8)：1092-1098, 2006.
　Summary　反復性耳下腺炎を含めた炎症性耳下腺疾患の超音波検査所見について述べている．
4）Ahuja AT, Loke TK, Mok CO, et al：Ultrasound of Kimura's disease. Clin Radiol, **50**：170-173, 1995.
　Summary　木村病における超音波検査所見について述べている．
5）Bailey H：The clinical aspects of branchial cysts. Br J Surg, **10**：565-572, 1992.
6）北村正幸，大楠郁子，岡田良行ほか：小児異所性胸腺の超音波検査の特徴について．医療，**69**(11)：622-624, 2005.
　Summary　小児異所性胸腺の超音波検査所見について述べている．

MB ENT, 287：45-51, 2023

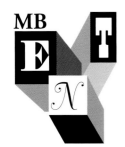

◆特集・頭頸部外来診療におけるエコー検査活用術

エコーによる簡便な嚥下機能評価法

吉田真夏*

Abstract 嚥下運動は口腔準備期，口腔期，咽頭期，食道期の4相に分けられ，それらの運動は三叉神経，顔面神経，舌咽神経，迷走神経，舌下神経などの神経が制御しており，非常に複雑な協調運動から成り立っている．その運動の評価方法として嚥下内視鏡検査や嚥下造影検査などがあるが，内視鏡設備や透視装置を利用する必要があるため，実施場所や適応症例に制限があるのが問題点とされる．一方，エコーは装置の小型化が進んでおり，ポータブルエコーやポケットエコーなどを使用すればベッドサイドや在宅診療の場においても検査が可能で，被曝などの侵襲がほとんどないという利点がある．このため，嚥下評価にエコーを用いることで低侵襲かつ簡便に，かつ場所や症例を選ばず検査が行える．今回，嚥下の各相の代表的な嚥下運動についてエコーを用いて評価し，そのポイントと今後の展望について述べる．

Key words 嚥下障害(dysphagia)，超音波(ultrasonography)，嚥下機能評価(swallowing function evaluatio)，嚥下内視鏡検査(videoendoscopy)，嚥下造影検査(videofluorography)，頭頸部癌(head and neck cancer)

はじめに

嚥下運動は下顎，顔面，口腔，咽頭，喉頭，食道の多数の筋肉が関与し，それらの筋肉の制御に三叉神経，顔面神経，舌咽神経，迷走神経，舌下神経などの神経が関与しており，複雑な協調運動によって成り立っている．嚥下運動は口腔準備期，口腔期，咽頭期，食道期の4相に分けられる．この運動の評価方法として嚥下障害診療ガイドライン[1]では初期評価として問診，精神機能・身体機能の評価，口腔・咽頭・喉頭などの評価を行い，嚥下障害が疑われた症例は嚥下内視鏡検査や嚥下造影検査を行うことを推奨している．これらの検査は嚥下障害の診断や病態評価において診断意義の高い検査であるが，内視鏡設備や透視装置を用いる必要があるため実施施設に制限があり，さらに検査時に座位や立位を保持する必要があるため実施できる症例も限られる．一方，エコーはどの

施設にも設置されている装置であり，ポータブルエコーやポケットエコーを用いたベッドサイドでの使用も増えてきている．このため，エコーは簡便な嚥下機能評価のツールとして有用性が期待され，耳鼻咽喉科・頭頸部外科以外の領域や，いくつかの職種においてすでに試みられているが，標準的な検査方法が確立していないのが現状である．そこで今回「誰でも，どこでも行える嚥下機能評価」としてエコーを用いて嚥下機能評価を試み，嚥下に関する基礎的・専門的知識を有する耳鼻咽喉科・頭頸部外科の立場から，その評価方法や評価ポイントについて検討し，診療科や職種を問わず使用可能なエコーによる嚥下機能評価法の標準化に向けた展望について述べる．

エコーによる嚥下機能評価

我々が実際に行っているエコーによる嚥下機能評価の方法について述べる．

＊ Yoshida Manatsu，〒241-8515 神奈川県横浜市旭区中尾2-3-2 神奈川県立がんセンター頭頸部外科

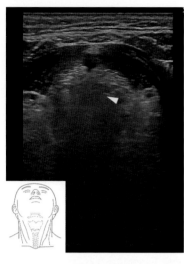

図 1.
口腔期　安静時
顎舌骨筋の深部に外舌筋であるオトガイ舌筋（矢尻）が確認できる

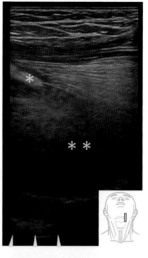

図 2.
口腔期　安静時
舌骨（＊）と舌骨に付着する筋群と，その深部に舌（＊＊）と咽頭後壁（矢尻）を認める

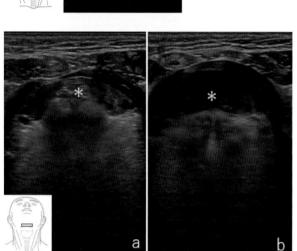

a．安静時　　　　　b．舌背挙上時
図 3. 口腔期　嚥下時
嚥下が始まるとオトガイ舌筋（＊）の厚みがまし，舌背が挙上するのがわかる

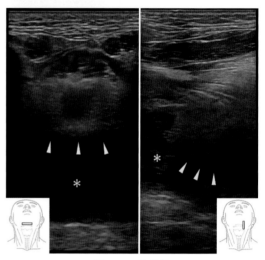

図 4. 口腔保持
舌背（矢尻）の深部に保持された水分（＊）を認める

1．評価方法

　被検者はベッド上座位または座位とし，評価者はその対面で検査を行い，使用する探触子は通常の頭頸部診療で使用するリニア型としている．過去の文献ではコンベックス型探触子を用いたオトガイ下縦断像を用いる[2]ものが散見されるが，探触子を密着させるために頸部を進展させなくてはならず，喉頭や舌骨の挙上を妨げてしまうことや，頸部の他部位の評価のためにコンベックス型とリニア型とで探触子を持ち替えなくてはならないことから，すべての検査過程でリニア型を使用するほうがよいと考える．嚥下の際，基本的には唾液嚥下で評価が可能であり誤嚥リスクの高い患者に対しても安全に検査を行うことができる．また，放射線治療後などで唾液の分泌が低下している症例では少量の水分を使用して評価を行うようにしている．ポータブルエコーを用いたベッドサイドや外来診療の場合，実際に食事をとりながらの検査も可能である．頸部は顎下部より舌・口腔・咽頭側壁，オトガイ部より舌根部・舌骨上筋群，頸部側方より下咽頭・喉頭，頸部下方より頸部食道の4点を観察し，口腔準備期，口腔期，咽頭期，食道期の各相において代表的な嚥下運動の評価を行う．

2．口腔準備期・口腔期

　口腔準備期は食物を咀嚼し，唾液と混合して適

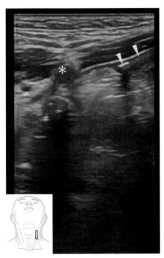

図5. 咽頭期
舌骨（＊）と甲状軟骨（矢尻）

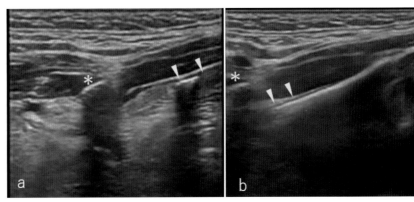

a．安静時　　　　　　　　　　　　b．最大挙上時

図6. 喉頭挙上
最大挙上時は安静時と比較して舌骨（＊），甲状軟骨（矢尻）の距離が短縮し，全体が上方に移動している

度な粘度にすることや嚥下するのに適した大きさに分ける食塊形成が行われる．エコーでは唾液腺の萎縮の有無や咀嚼の刺激に伴う唾液腺管の拡張を確認することができるため，食塊形成に必要な唾液の分泌の程度を予測することができる．

　口腔期は主に舌運動によって行われる運動で，口腔準備期で形成した食塊が舌運動によって口腔内で前方から後方に移動し，口峡の解放と軟口蓋の挙上で鼻咽腔が閉鎖して咽頭へ送り込まれる一連の流れを指す．エコーを用いるとオトガイ部正中からの観察で，口腔底の筋や舌体が描出され（図1, 2），嚥下運動が始まるとともにオトガイ舌筋などの外舌筋の厚みが増え，舌背が挙上するのが観察できる（図3）．また，口腔内に水を含ませたままオトガイ部からの観察を行うことで，舌根部に保持された水分が描出できるため，口腔期の重要な役割である口腔保持の評価が可能である（図4）．

　認知症や偽性球麻痺などの意識レベルや認知機能が低下している患者や口腔癌に対する拡大手術，放射線治療後などの患者では口腔準備期・口腔期の嚥下障害を呈することが多いとされている[3]．しかし，嚥下内視鏡検査は前鼻孔から内視鏡を挿入して咽頭内を観察する必要があることから，口腔準備期や口腔期の評価が困難であり，認知機能低下がある場合は内視鏡挿入の刺激で安静を保つことや指示に従うことが困難になる場合も

多く，これらの患者の病態把握には不向きである．一方，エコーは頸部に探触子をあてることができれば侵襲なく検査を行えるという利点があるため，意識レベルや認知機能の低下した患者にも適応が可能である．さらに，口腔機能の低下がみられた場合，その代償として咽頭後壁の前進運動が起こり，咽頭内圧を高める働きを担うことが知られているが，この運動をエコーで観察することで代償機能の評価も可能である[4]．

3．咽頭期

　咽頭期は食塊を咽頭から食道へ輸送する相であり，舌や咽頭，喉頭，頸部など多数の器官がかかわるもっとも複雑な運動である．口腔から咽頭に食塊が輸送されると喉頭挙上や声門閉鎖による喉頭腔の閉鎖が起きる．さらに，舌根の後方運動や咽頭収縮筋による咽頭収縮によって咽頭内圧が高まり，輪状収縮筋の弛緩と喉頭挙上によって開口した食道入口部に食塊が流入する．この咽頭期の一連の動きの中で喉頭挙上は加齢や放射線治療，気管切開などの影響で妨げられることが多く，日常診療でも目にする機会が多い．嚥下内視鏡検査では喉頭挙上のタイミングで咽頭収縮が起きることでホワイトアウトとなるため評価ができないことから，評価には嚥下造影検査を用いる必要があるとされていた．しかし，エコーでは頸部側方からの観察で舌骨や甲状軟骨が描出されるため（図5），この喉頭挙上の評価が容易である（図6）．エ

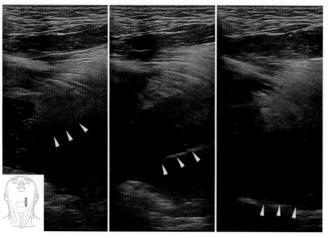

図 7. 咽頭への送り込み
舌根(矢尻)が頭側から順に咽頭後壁に接地している. その際に咽頭後壁も舌根に近づいていく様子が確認できる

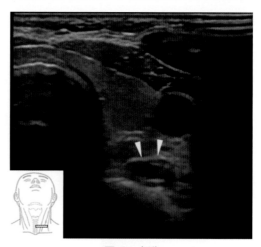

図 8. 食道
甲状腺左葉, 頸動脈の深部に食道(矢尻)が確認できる

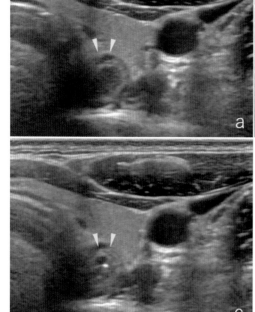

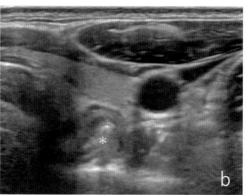

図 9.
食道期
　　a：弛緩時
　　b：唾液の通過中
　　c：収縮時
嚥下運動が始まると上部食道括約筋が弛緩し, 食道(矢尻)の内腔が広がる. その後, 唾液(＊)が通過した直後に弛緩して内腔が狭窄し, 元の位置に戻る

コーを用いた場合でも嚥下造影検査と同等の結果が得られることがわかっており[2], 咽頭期における重要な運動である喉頭挙上をより簡便に評価する方法として非常に有用であるといえる.

さらに, オトガイ下部からの観察では舌根と咽頭後壁が頭側から徐々に接地面積を増やしていく状態が観察できる(図7). この動きは咽頭内圧を高め, 潤滑に食道に食塊を輸送するために重要で

ある. また, 軟骨の骨化が進んでいない若年男性や女性では頸部正中からの観察で甲状軟骨を通して声帯運動を観察できるため, 声門閉鎖不全による嚥下障害の検出も可能であり, 咽頭期の評価方法としてもエコーは有用であるといえる.

4．食道期

食道期は食塊を食道から胃に輸送する相で, 頸部食道癌が原因となって嚥下障害を呈する場合が

あるが，嚥下内視鏡検査での検出が困難であることから診断が遅れる場合も見受けられる．エコーでは頸部下方で甲状腺左葉の深部に食道が描出されるため（図8），食道期の嚥下障害の原因として見逃してはならない頸部食道癌などの器質的疾患の検出には優れた検査であるといえる．咽頭期から食道期の移行の際に重要な上部食道括約筋は，喉頭挙上の際に弛緩し，食塊が通過した後に逆流や空気の流入を防止するために収縮する．この動きは放射線治療や神経筋疾患によって障害されることがあり[5)6)]，機能評価には嚥下造影検査やマノメトリー検査が必要とされているが，いずれも放射線被曝やセンサーの挿入などの侵襲があるため，汎用できる検査とはいえないのが問題点である．一方，エコーでは頸部からの観察で嚥下運動中に上部食道括約筋が弛緩し，唾液や水分が通過すると収縮する一連の流れが観察できる（図9）．

5. 症　例

症例1：60歳，男性

喉頭癌化学放射線治療後の局所再発に対する維持化学療法中に発熱と咽頭痛を認め，精査加療のため入院となった．入院時より嚥下困難感も出現

したため，嚥下機能評価を行ったが，嚥下内視鏡検査では兵頭スコア 1-1-1-1 と嚥下障害は軽度であり，咽頭痛や嚥下困難感の原因は不明であった．CTやエコーでは甲状軟骨周囲の炎症所見を認め（図10, 11），喉頭挙上が著明に低下していたため（図12），甲状軟骨炎に伴う喉頭挙上障害による嚥下障害と診断し，抗菌薬加療と食形態の調整で経過観察とした．

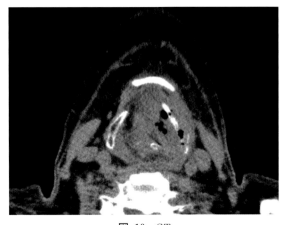

図 10. CT
甲状軟骨左側周囲に含気を認め，軟骨の一部不整を認める

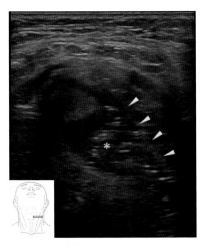

図 11. エコー
甲状軟骨左側（矢尻）の内側に膿瘍形成（＊）を認める

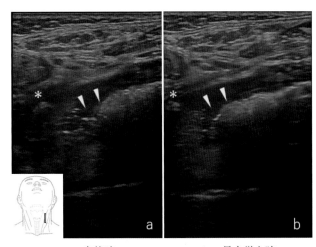

a．安静時　　　　　b．最大挙上時
図 12. 喉頭挙上
舌骨（＊）と甲状軟骨（矢尻）の位置が安静時と最大挙上時で変化がなく，距離の短縮や上方への運動が障害されていることがわかる

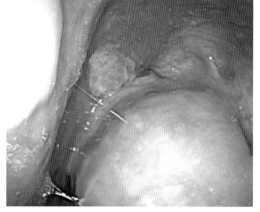

図 13. 喉頭内視鏡所見
下咽頭後壁に腫瘍を認め，頸部食道方向へ
進展を認める

症例 2：81 歳，女性

　嚥下時痛，嚥下困難感を主訴に他院を受診し，上部消化管内視鏡検査で頸部食道癌を指摘されたため精査加療目的に当科紹介となった．喉頭内視鏡では下咽頭に腫瘍の上端がわずかに視認できる程度(図 13)であったが，エコーでは頸部食道の拡張と内腔に突出する腫瘍(図 14)を認めた．CT，PET-CT(図 15)でも同様の所見であり，頸部食道癌による嚥下障害と診断し根治治療として化学放射線治療を行う方針とした．

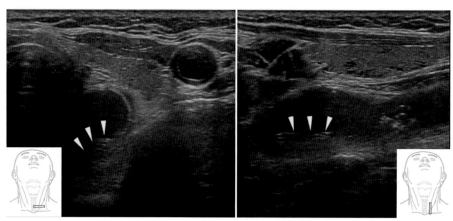

図 14. エコー
食道の拡張と内腔に突出する腫瘍(矢尻)を認める

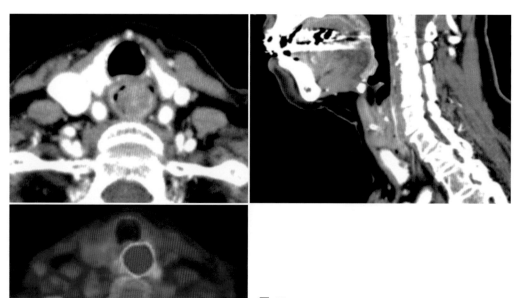

図 15.
CT，PET-CT
下咽頭から頸部食道へ進展する腫瘍を認める

まとめ

　嚥下機能の評価方法として嚥下内視鏡検査や嚥下造影検査は診断的意義の高い検査として位置づけられているが，専用の設備を要することから常にベッドサイドで施行できないこと，被曝の問題もあり頻回に行える検査ではないのが問題点として挙げられる．これらの検査が行えないときに嚥下機能の概要を把握する方法として水飲みテストなどの簡易検査がある．しかし，簡易検査で得られる所見は少なく，嚥下内視鏡検査や嚥下造影検査などの精密検査との間に大きなギャップがあると感じることが多い．また，高齢者人口が急増している日本では在宅診療の需要も高まっており，在宅診療でも安全に行える評価方法の確立が急がれている．エコーは場所を選ばず，簡便に評価が行えるとともに，頸部解剖に熟練した我々耳鼻咽喉科医，頭頸部外科医の知見を活用することで嚥下に関与する臓器の形態異常，器質的疾患の有無，機能異常の検出が容易となり，簡易検査の次に位置づける嚥下機能評価として有用となることであろう．さらに，エコー検査は専門領域や職種を問わず施行が可能であり，検査方法の標準化によってより汎用性の高い検査となることが期待できる．

文　献

1）日本耳鼻咽喉科学会（編）：嚥下障害診療ガイドライン　2018 年版．金原出版, 2018.
2）Winiker K, Burnip E, Gozdzikowska K, et al：Ultrasound：Validity of a Pocket-Sized System in Assessment of Swalowing. Dysphasia, **36**：1010-1018, 2021.
　Summary　コンベックス型のポケットエコーを用いて健常人の嚥下時の舌骨と甲状軟骨の移動距離を測定し，嚥下造影検査で得られた測定値と比較したが，両者の測定値は同等とはいえない結果となった．
3）Horner J, Alberts MJ, Dawson DV, et al：Swallowing in Alzheimer's disease. Alzheimer Dis Assoc Disord, **8**(3)：177-189, 1994.
4）Fujiu MLJ, Pauloski BR：Increased postoperative posterior pharyngeal wall movement in patients with anterior oral cancer：preliminary findings and possible implications for treatment. Am J Speech Lang Pathol, **4**：24-30, 1995.
5）Higo R, Tayama N, Watanabe T, et al：Abnormal elevation ofresting pressure at the upper esophageal sphincter of Parkinson's disease patients. Eur Arch Otorhinolaryngol, **258**：552-553, 2001.
　Summary　パーキンソン病患者では食塊を口腔内に保持している際に上部食道括約筋圧の上昇が認められた．
6）Cook IJ, Dodds WJ, Dantas RO, et al：Opening mechanisms of the human upper esophageal sphincter. Am J Physiol, **257**：748-759, 1989.

『Jackler 耳科手術イラストレイテッド』

著：Robert K. Jackler ／イラスト：Christine Gralapp

監訳：欠畑誠治（山形大学名誉教授／太田総合病院），神崎 晶（国立病院機構東京医療センター）

手に取ってみるとずっしり重い！そして内容もずっしり重い!!本著は著名な米国の耳科・神経耳科医であるRobert K. Jackler 教授の著書"Ear Surgery Illustrated -A comprehensive Atlas of Otologic Microsurgical Techniques"の日本語訳本である．Jackler 教授は 1987年に内耳の先天異常の分類を手がけ，現在最も標準的に用いられているSennaroglu and Saatci の分類の元になった研究で有名である．また比類のない耳科手術医としても知られており，本著に先立ち 1996 年に"Atlas of Skull Base Surgery and Neurotology"を刊行している．1995 年から 2006 年まで"Otology & Neurotology"の Editor-in-Chief を務められ，まさに米国の耳科学を長年牽引なさっているスーパースターで，現在は Stanford University の名誉教授である．この Jackler 教授の英文書を，日本における耳科手術のスーパースターである欠畑誠治先生（山形大学名誉教授／太田総合病院中耳内視鏡手術センター長）と神崎晶先生（東京医療センター感覚器センター）が中心となり日本語訳し，このたび出版の運びとなった．日本語訳にあたり，これだけの素晴らしいイラストの atlas であれば何も訳本の必要はないという意見があったという．しかし自身も感じるが，手術の前にちょっと確認したいと思い，何気なく手に取るのは英語の atlas ではなく，やはり日本語の atlas なのである．容易に頭に入ってくる．以下にこの訳本の特徴を列記する．

・わかりやすいイラスト：Mrs. Christine Gralapp という卓越した医学イラストレーターの協力を得て，美しいイラストで構成されている．色彩を豊富に使用し，余計な細かい点は除外しており，写真より重要な点が強調されているため非常にわかりやすい．手術手技ではこのイラストが段階ごとに非常のクリアーに紹介されている．

・眺めて楽しむ：大きく綺麗なイラストを見ているだけで，解説を読むことなく理解できる．解説は簡潔であるが，危険を伴う場合は詳細に記載されている．

・目次構成の素晴らしさ：第 1 章は耳科の手術解剖，2章は耳科手術の基本，そして 3 章から 15 章までは各疾患に対する手術法という構成から成る．中耳疾患のみならず，めまいに対する手術，人工内耳手術，脳瘤等の頭蓋底手術など，ほぼ網羅されていると言って過言ではない．

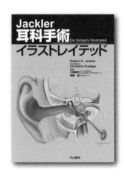

中山書店
A4 判 504 頁
2023 年 5 月発行

定価 33,000 円
（本体 30,000 円＋税）
ISBN 978-4-521-74996-9

・蘊蓄のある"はじめに"：各章は"はじめに"という項で始まる．ここには著者のその章に対するこだわりが書かれている．例えば第 2 章「耳科手術の基本」では"術者は背もたれのある椅子を使用して適切な姿勢をとることが大切である．術者の多くはこの人間工学にほとんど注意しないので，慢性的な背部痛に苦しんでいる"とある．私自身も慢性的な頸部痛持ち．背もたれ付きの椅子が必要である．第 4 章「アブミ骨手術」では"手術の成功には技術的な卓越性よりも精神的な準備，適切な判断そして自分の限界を知ることが重要である"と．これはまさに私がアブミ骨手術のみならず，耳科手術全てに対していつも感じていることである．

・病態に迫った術式の解説：手術法のみならず，病態を理解することが必要な場合はその解説も述べられている．例えば第 8 章「真珠腫」では真珠腫の成因と成長様式に関する説明も加えられている．

・役立つ付録付き：第 16 章は付録となっている．これは患者向け教育用ハンドアウトであり，解剖や手術法に関するイラストを医師が患者さんの説明用に使えるように提供してくださっている．解剖学的用語は全て日本語訳されている．

この歴史に残る名著『耳科手術イラストレイテッド』を是非手に取ってページを繰っていただきたい．感動すること間違いなしである．特にこれから耳科医を目指す先生にとっては耳科手術の魅力を十分に伝えてくれるワクワクする一冊となろう．最後に本著の日本語訳に精力的に取り組んでくださった監訳者の欠畑誠治先生，神崎晶先生，そして他の訳者の先生方のご尽力に心から感謝申し上げます．

東京北医療センター耳鼻咽喉科 / 難聴・中耳手術センター
飯野ゆき子

MB ENT, 287：53-60, 2023

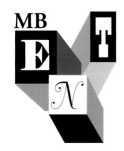

◆特集・頭頸部外来診療におけるエコー検査活用術

頭頸部癌治療戦略における
エコー活用術

寺田星乃*¹　花井信広*²

Abstract　頭頸部癌診療において超音波検査は診断から治療，治療後の効果判定，その後の経過観察に至るまで，様々な場面で活用される．診断・病期分類においては舌癌の深達度の測定や頸部リンパ節の評価に有用である．特に，頸部リンパ節の評価では CT や MRI などの modality よりも内部構造が詳細に観察できるため，これらの画像では指摘できない転移リンパ節が観察されることがある．治療の場面においては，手術前に腫瘍の進展範囲を確認しておくことで，切除範囲の決定や手術のイメージ作りに役立つ．治療効果判定では，化学放射線療法後の転移リンパ節の評価に，その活用が期待されている．手術や化学放射線療法などの初回治療を終えて，外来で経過観察を行う際には，患者の訴えに対して，超音波検査を施行し，他の検査の必要性を判断できる．超音波検査を診療に取り入れ，フィードバックを繰り返すことで，超音波検査のスキルが磨かれ，より精度の高い診療が可能になると考える．

Key words　超音波検査(ultrasonography)，頭頸部癌(head and neck cancer)，手術(surgery)，化学放射線療法(chemoradiotherapy)，頸部リンパ節転移(cervical lymph nodes metastasis)

はじめに

超音波検査は軟部組織の分解能が高く，低侵襲で低コスト，簡便でリアルタイムに診断が可能である．頭頸部領域は体表に近く，超音波検査で観察できる臓器を多く含むため，様々な場面で活用される．病巣の確認や超音波ガイド下で行う細胞診や針生検，病期分類にかかわる腫瘍の進展範囲やリンパ節の転移の確認，手術の切除範囲の決定や術後の合併症の検索，治療効果判定に至るまで，頭頸部癌診療において是非習得しておきたい手技である．本稿では日常の頭頸部癌診療において，超音波診断が有効である場面について，実際の症例を示しながら述べていく．

頭頸部癌診療における超音波検査の実際

1．頭頸部癌の診断

頭頸部領域の悪性腫瘍は，多くが口腔，咽喉頭の粘膜面から発生するため，目視または鼻咽喉ファイバースコピーで観察可能である．これに加えて超音波検査を用いて観察することで，より詳細に腫瘍の進展範囲を観察できる．また，カラードプラでは異常血管や重要血管との位置関係を確認することができる[1]．このような所見は良悪の診断のみならず，治療を行っていくうえでも有益な情報となる．悪性腫瘍の確定診断は組織診断による．超音波検査のみでの診断は困難であるが，超音波検査を行うことで良悪の目安をつけ，追加の検査が必要か，治療方針をどうしていくか，を判断するのに有効である．

*¹ Terada Hoshino，〒464-8681　愛知県名古屋市千種区鹿子殿1-1　愛知県がんセンター頭頸部外科，医長
*² Hanai Nobuhiro，同，部長／兼副院長

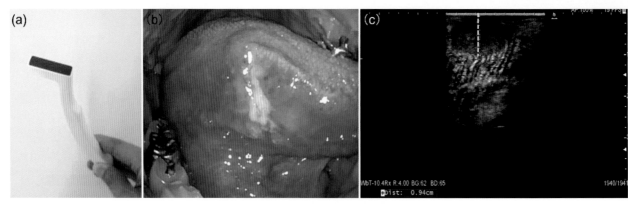

図 1. 左舌縁癌の症例
a：ホッケースティック型の探触子
b：左舌縁の潰瘍病変
c：舌癌の深達度を測定，DOI：9.4 mm

2．病期分類

超音波検査は病期分類のための評価にも用いることができる．2017 年に UICC（Union for International Cancer Control）第 8 版の TNM 分類より口腔癌の深達度（depth of invasion：DOI）の概念が導入された[2]．そのため，口腔癌の病期分類には腫瘍の深達度の判定が必須となった[3]．口腔内の複雑な立体構造により，MRI などの画像検査では測定が困難なことをしばしば経験する．そのような場合にホッケースティック型の探触子を用いて観察することで深達度の測定が可能となることがある（図 1）．舌癌は低エコー領域として抽出される[4)5]．舌粘膜表面から，腫瘍の最深部までを測定した距離を DOI とする．このとき注意が必要なのは隆起性の病変である．隆起性病変の場合，正常粘膜にプローベが接地せず，腫瘍と探触子接地部分から腫瘍の最深部までを測定して得られる値は隆起部分も含めた thickness であるため，隆起の高さを減じて DOI を求める必要がある[6]．MRI が撮影できない，また CT のアーチファクトで DOI が測定できないような症例では超音波検査で DOI を測定することで病期分類を行うことができる．

2019 年の日本頭頸部癌学会全国悪性腫瘍登録によると，頭頸部癌と診断された13,658人中の約40％が初診時に頸部リンパ節転移を伴っていた[7]．また，頸部リンパ節転移の有無は重要な予後因子であり[8]，治療前にしっかり評価しておく必要がある．頸部リンパ節転移の評価には超音波検査が有用である．超音波検査は B モード，カラードプラでリンパ節の内部構造を詳細に観察できる．そのため，術前の超音波検査で CT や MRI では確認できなかったリンパ節が確認されることがあり，手術の際に転移リンパ節を取りこぼすことを避けられる可能性がある[9]．扁平上皮癌のリンパ節転移はがん細胞が輸入リンパ管から侵入し，リンパ節の辺縁洞付近にとどまることから始まる．これが増大して転移巣が出現し，リンパ節門部が圧排されてみえる．カラードプラで観察するとリンパ節門からの血流が偏位してみえる．さらに増大すると内部に壊死部分がみられ，リンパ節被膜が破綻してくる．カラードプラで観察すると外部から血流を取り込む所見がみられる[10]．これがいわゆる節外浸潤といわれる状態である．一方，甲状腺乳頭癌では無秩序な血流分布やリンパ節周囲から流入する血流シグナルの亢進が抽出される．増大してくると，囊胞性変化を示したり，内部に微細多発高エコーが観察されたりすることがある[11]．これは甲状腺乳頭癌のリンパ節転移に特徴的な所見といえる．

図 2 に甲状腺乳頭癌の症例を示す．CT で内頸静脈の外側に 3 mm 程度のリンパ節が確認されるが，転移を示唆する所見は認めなかった．また，PET 検査でも集積なく，これらの画像上は転移リンパ節なしと判断された．しかし，超音波検査を行うと，リンパ節内に転移巣が確認され，さらに

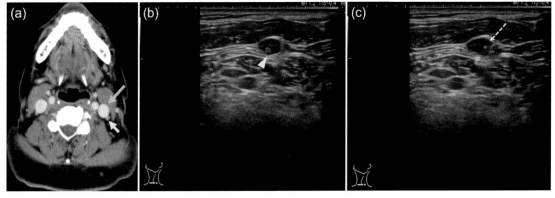

図 2. 甲状腺乳頭癌の症例
　a：頸部 CT．内頸静脈（緑矢印）の外側に小さなリンパ節を認める（黄色矢印），CT 上は転移なしと判断
　b，c：超音波検査ではリンパ節内に転移巣（矢尻）を認め，内部に点状高エコー（点線矢印）を認める．これ
　　　により転移リンパ節と判断した

図 3.
右下歯肉癌の症例
　a：MRI．右下顎骨へ浸潤する
　　腫瘍
　b：超音波像．骨皮質の連続性
　　が断絶（矢印），皮下組織への
　　浸潤が観察される
　c：手術の際に骨の破壊部分，
　　皮下進展部分を切除範囲とし
　　てマーキングしておく
　d：下顎区域切除を施行

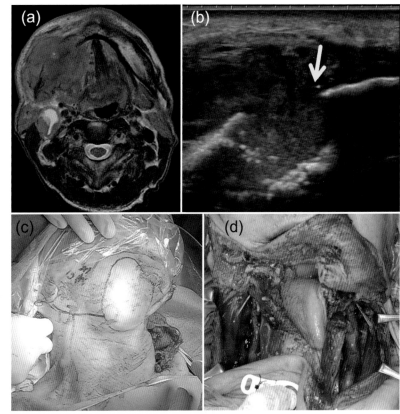

甲状腺乳頭癌に特徴的な点状高エコーも観察され
た．これらの超音波検査所見より転移リンパ節と
判断し，頸部郭清術を施行．永久病理でも該当リ
ンパ節に癌の転移所見を認めた．

3．治療方針決定

　頭頸部癌の手術を行ううえで，CT や MRI は腫
瘍の進展範囲の確認に必須である．さらに，超音
波検査を行うことで，切除範囲の確認や手術のイ

メージ作りの手助けとなる．超音波検査では腫瘍
の筋や皮下組織への進展，骨破壊像が観察可能で
ある．一方で，骨髄内の進展や骨で囲まれている
範囲の観察には不向きである．実際どのように評
価を行っているか，症例を提示する．図3は下歯
肉癌の切除範囲決定に超音波を用いた症例であ
る．右の下歯肉に主座を認め，MRI では骨髄への
進展，皮下への進展を認めた．超音波で観察する

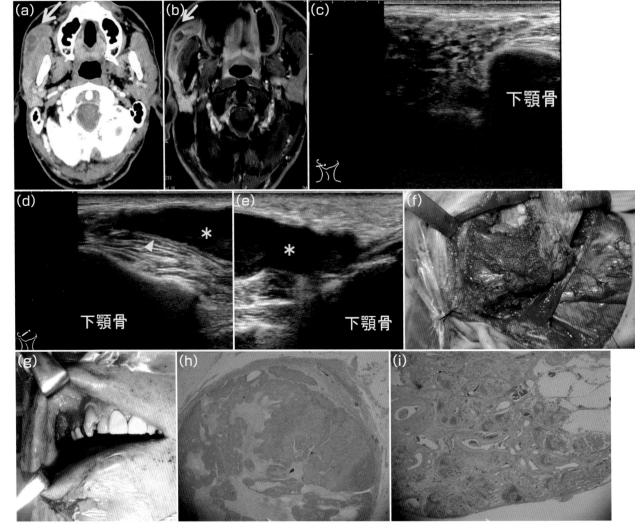

図 4. ステノン管原発悪性腫瘍の症例
a，b：CT，MRI では耳下腺から口腔へステノン管の分布に沿って進展する腫瘍を認めた(矢印)
c：耳下腺超音波像．全体的にまだらな低エコーであった
d，e：耳下腺境界から口腔内へ拡張したステノン管の分布に沿った腫瘍を認めた(＊)．咬筋との
　　境界は明瞭であった(矢尻)
f，g：拡大耳下腺全摘施行．頬粘膜も一部合併切除した
h，i：永久病理ではステノン管外への腫瘍の進展は認めなかった，耳下腺内は線維化しており，
　　腫瘍の進展は認めなかった

と，骨皮質は連続性が保たれず，腫瘍が皮下組織に及んでいた．通常，このような症例で皮膚をどの程度合併切除するかは術前の MRI などの画像検査と触診にて決めていく．しかし，術前に超音波で腫瘍の進展範囲を確認し，マージンをつけてマーキングしておくことで，より客観的な切除範囲が決定できると考える．実際の手術ではマーキングに沿った皮膚合併切除を含む下顎区域切除術を行った．

図 4 にステノン管原発悪性腫瘍の症例を示す．CT では一見耳下腺内にも結節が多数あるようにみえたが，造影 MRI 脂肪抑制 T1 強調画像では均一であり，健側と比較して造影効果を認めた．超音波検査では，耳下腺内はまだらな低エコーとなっており，一見炎症様の所見であった．腫瘍の分布はステノン管の走行に一致しており，口腔内へ進展していた．咬筋との境界は明瞭であったが，皮下組織との境界は粗糙となっていた．術前

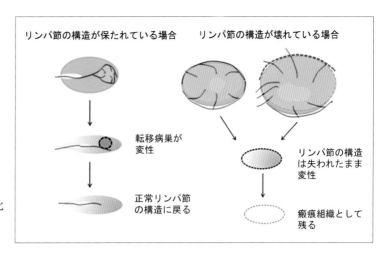

図 5.
転移リンパ節の CRT による変化
（文献 20 より引用）

（図中）
リンパ節の構造が保たれている場合　　リンパ節の構造が壊れている場合

転移病巣が
変性

正常リンパ節
の構造に戻る

リンパ節の構
造は失われたまま
変性

瘢痕組織として
残る

には副耳下腺原発もしくはステノン管原発の悪性腫瘍と判断した．超音波所見では耳下腺内は炎症様であったが，逆行性に耳下腺内へ腫瘍が進展している可能性も考慮された．手術の方針で拡大耳下腺全摘術を施行，皮膚は一部合併切除し，前外側大腿皮弁による再建と顔面神経再建を施行した．永久病理診断はステノン管原発悪性腫瘍であり，ステノン管外への進展は認めなかった．耳下腺実質や小導管へも進展なく，耳下腺は全体が線維化していた．

頭頸部癌診療において医師自身が超音波検査を行うメリットは超音波所見を術中の解剖や CT/MRI，術後の病理との比較ができることである．それをフィードバックすることで超音波検査のスキルを磨くことができる[12]．

頸部郭清術を行う症例では，術前の超音波検査から得られる情報は多い．リンパ節の評価における超音波検査はBモードやカラードプラにて内部構造を詳細に観察できるため，他の modality よりもすぐれている[9)13)]．また，CT や MRI，PET などの画像検査は必ずしも手術直前に行えるとは限らない．超音波検査は手術の前日でも施行でき，最新の情報を確認できる点でもメリットがある．転移リンパ節が他にないか，動静脈との位置関係はどうか，筋組織の合併切除が必要か，このような情報を術直前に得ることで，切除のプランニングに役立てられると考える．

4．治療効果判定

進行頭頸部癌に対する標準治療として，臓器温存を目的とした化学放射線療法（CRT）が行われている[14)]．NCCN ガイドラインでは，現在 CRT 後の治療効果判定は治療終了後 12 週以降 PET 検査が推奨されている[15)]．これは 12 週以前では偽陰性率，偽陽性率が高く，正診率が低いためである[16)]．そのため，12 週以前の評価については CT または MRI を推奨している[15)]．しかし，CRT 後 4〜8 週の CT，MRI の感度，特異度，正診率はそれぞれ 60〜66.7％，67〜73.8％，60〜72.8％と報告されており，決して十分な精度とはいえない[17)18)]．一方，CRT 後，8〜12 週における超音波の正診率，特異度，陰性的中率はそれぞれ，81.3〜96％，82.4〜83.9％，82.8〜96.3％と報告されており[13)17)]，CT や MRI よりも有効な modality である可能性がある．

リンパ節転移したがん細胞は，CRT 後少なくとも 8〜16 週をかけて破壊される[19)]．そのため，CRT 終了後より治療効果が出ているか，経時的に観察していく必要がある．これらの変化をみていく点でも，非侵襲，低コストで頻回な観察ができる超音波検査は有用なツールである．

CRT 後の変化はリンパ節の内部構造が残っているかどうかで変わってくる．リンパ節の内部構造が残っている場合には治療後，転移リンパ節は正常リンパ節へと戻っていく．一方，内部構造が破壊された場合には転移リンパ節は瘢痕化し，徐々に吸収されていく（図5）[10)20)]．また，治療後の変化としてリンパ節のサイズは縮小，液体成分の消失，内部血流の減少または消失が観察される．

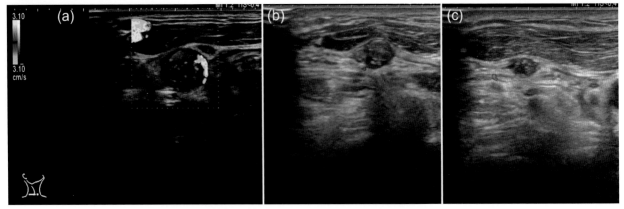

図 6. 中咽頭癌に対して CRT を行った症例

a：治療前．リンパ節は円形で内部は転移巣で充満している．リンパ節門は観察されず，被膜に沿った血流がみられる
b：治療終了後2か月．治療後の炎症で組織は全体的に高エコー．リンパ節は縮小し，内部は全体的に高エコーとなっている．血流は認めない
c：治療後6か月．リンパ節はさらに縮小している

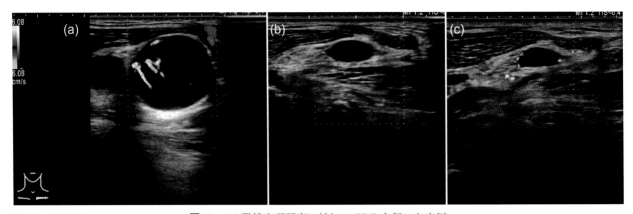

図 7. p16陽性中咽頭癌に対して CRT を行った症例

a：治療前．リンパ節は一見囊胞性にみえるが，ドプラでは周辺に偏位した血流を認める
b：治療終了後2か月．転移リンパ節は扁平となり，血流を認めない
c：治療後4か月．リンパ節は扁平化し，リンパ節門からの血流を認める．リンパ節が正常化したと判断した

エコーレベルは治療前の低エコーから治療後は高エコーへと変化していく[13]．図6にリンパ節の内部構造が破壊されたリンパ節転移の治療後変化を示す．治療前には転移リンパ節は円形で内部は一部高エコーを伴う転移巣がリンパ節内に充満しているのが観察された．正常のリンパ節門はみられず，リンパ節被膜に沿った血流が観察される．治療終了後2か月でリンパ節は縮小している．また，リンパ節全体が高エコーへと変化し，内部血流は認めない．治療終了後6か月ではさらにリンパ節は縮小し，瘢痕化している．次に，図7にリンパ節の内部構造が保たれたリンパ節転移の治療後変化を示す．治療前のリンパ節は円形で低エコー，

一見囊胞性にみえる．しかし，ドプラモードで観察するとリンパ節門から内部へ太い血流が入っている．このような一見囊胞性にみえるリンパ節転移はp16陽性中咽頭癌や甲状腺乳頭癌に特徴的な所見である．治療終了後2か月でリンパ節は扁平化し，治療後4か月ではリンパ節門からの血流も観察され正常のリンパ節へ戻ったと判断した．このように，CRT後の変化は徐々に観察されるため，経時的な観察が必要である．

5．治療後の経過観察

頭頸部癌の治療後は頸部の違和感，痛みを訴える患者によく遭遇する．また，頸部は患者自身が観察可能な領域でもあり，頸部が腫れてきた，何

か触れる，といった訴えで受診されることもしばしばある．頭頸部癌治療後，外来で経過観察中の患者のこのような訴えに対して，診察中に超音波検査を行うことで追加検査が必要か判断することができる．追加検査が必要でない所見であった場合には，予約検査までの待機期間の不安を生じさせずに済むと同時に，不必要な検査が避けられる[21]．

おわりに

頭頸部癌診療において，超音波検査は診断，治療，その後のフォローアップにおいても欠くことのできない，有効なツールである．しかし，普段から使っていなければ何をみているのかわからない，何が異常かわからない，といった結果をもたらす可能性もある．是非，日常の診療，手術に超音波検査を取り入れて，それをフィードバックすることで超音波検査のスキル，手術のスキルを高めていってほしいと思う．

文　献

1) 福原隆宏，松田枝里子，北野博也ほか：頭頸部癌診断．JOHNS, **32**：1489-1493, 2016.
2) Brierley JD, Gospodarowicz MK, Wittekind C：TNM Classification of Malignant Tumours, 8th edition. JOHN WILEY & SONS, LTD, 2017.
3) 日本頭頸部癌学会（編）：頭頸部癌取り扱い規約 第6版．金原出版，2019.
4) 湯浅賢治，三輪邦弘，香川豊宏ほか：口腔癌画像診断に役立つ知識　超音波．臨床画像，**34**：1278-1288, 2018.
5) Caprioli S, Casaleggio A, Tagliafico AS, et al：High-Frequency Intraoral Ultrasound for Preoperative Assessment of Depth of Invasion for Early Tongue Squamous Cell Carcinoma：Radiological—Pathological Correlations. Int J Environ Res Public Health, **19**：14900, 2022.
6) 日本頭頸部癌学会（編）：頭頸部癌診療ガイドライン 2022 年版．金原出版，2022.
7) 日本頭頸部癌学会，全国悪性腫瘍登録，2019. 全国悪性腫瘍登録：報告書．一般社団法人　日本頭頸部癌学会（umin.ne.jp）．
8) Pauzie A, Gavid M, Dumollard JM, et al：Infra-centimetric cervical lymph node metastasis in head and neck squamous cell carcinoma：Incidence and prognostic value. Eur Ann Otorhinolaryngo Head Neck Dis, **133**：307-311, 2016.
9) Monteiro R, Han A, Etiwy M, et al：Importance of surgeon-performed ultrasound in the preoperative nodal assessment of patients with potential thyroid malignancy. Surgery, **163**：112-117, 2018.
Summary 甲状腺摘出と頸部郭清術を受けた患者のうち，45％の患者はCTやPETで見つからなかった転移リンパ節が外科医による超音波検査で発見された．
10) Furukawa MK, Furukawa M：Diagnosis of lymph node metastases of head and neck cancer and evaluation of effects of chemoradiotherapy using ultrasonography. Int J Clin Oncol, **15**：23-32, 2010.
11) 下出祐造：乳頭癌リンパ節転移の超音波診断．JABTS, **11**：70-74, 2022.
12) Flatman S, Kwok MMK, Magarey MJR：Introduction of surgeon-performed ultrasound to a head and neck clinic：indications, diagnostic adequacy and a new clinic model? ANZ J Surg, **90**：861-866, 2020.
13) Terada H, Shimode Y, Furukawa M, et al：The Utility of Ultrasonography in the Diagnosis of Cervical Lymph Nodes after Chemoradiotherapy for Head and Neck Squamous Cell Carcinoma. Medicina（Kaunas），**57**：407, 2021.
Summary 頸部リンパ節転移において，化学放射線療法後の治療効果を超音波検査で行ったところ，正診率と陰性的中率はそれぞれ 81.3％，96.3％であった．超音波検査が化学放射線療法後の治療効果判定に有用であったと述べられている．
14) Haddad R, O'Neill A, Rabinowits G, et al：Induction chemotherapy followed by concurrent chemoradiotherapy（sequential chemoradiotherapy）versus concurrent chemoradiotherapy alone in locally advanced head and neck cancer（PARADIGM）：A randomised phase 3 trial. Lancet Oncol, **14**：257-264, 2013.
15) National Comprehensive Cancer Network. Available online：https://www.nccn.org/professionals/physician_gls/default.aspx

16) Ong SC, Schöder H, Lee NY, et al：Clinical Utility of ^{18}F-FDG PET/CT in Assessing the Neck After Concurrent Chemoradiotherapy for Locoregional Advanced Head and Neck Cancer. J Nucl Med, **49**：532-540, 2008.

17) Nishimura G, Yabuki K, Hata M, et al：Imaging strategy for response evaluation to chemoradiotherapy of the nodal disease in patients with head and neck squamous cell carcinoma. Int J Clin Oncol, **21**：658-667, 2016.

18) 花井信広, 古川まどか, 藤本保志ほか：化学放射線療法後の頸部郭清に関する検討—Feasibility study—. 頭頸部外科, **22**：233-240, 2012.

19) Nelissen C, Sherriff J, Jones T, et al：The Role of Positron Emission Tomography/Computed Tomography Imaging in Head and Neck Cancer after Radical Chemoradiotherapy：A Single Institution Experience. Clin Oncol, **29**：753-759, 2017.

20) 寺田星乃, 花井信広：頭頸部癌治療効果判定. JOHNS, **32**：1494-1498, 2016.

21) Kwok MMK, Choong KWK, Virk J, et al：Surgeon-performed ultrasound in a head and neck surgical oncology clinic：saving time and improving patient care. Eur Arch Otorhino-Laryngol, **278**：2455-2460, 2021.

Summary 頭頸部外科医が超音波検査を行うことで, 放射線画像検査の回数が減り, 治療方針決定までの期間が短くなり, 受診回数が減少する.

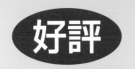

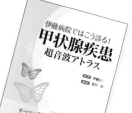

伊藤病院ではこう診る！
甲状腺疾患
超音波アトラス

2018 年 2 月発行
B5 判 148 頁 web 動画付き 定価（本体価格 4,800 円＋税）
　すべての医師、看護師、
　　　　臨床検査技師のための実践書！

監修　伊藤公一
編集　北川　亘

豊富な写真と動画で様々な甲状腺疾患を網羅！
伊藤病院で行われている超音波検査の実際なども紹介しています。
弊社関連書籍（下記に詳細）のリンクページも掲載しておりますので、是非ご活用ください。

＜一部目次＞

Ⅰ　章　　総　論	Ⅱ　章　　各　論
超音波検査に必要な甲状腺の解剖	正常甲状腺
超音波検査装置・機器の使い方	甲状腺の良性疾患（びまん性疾患）
伊藤病院における超音波検査	甲状腺の良性疾患（結節性疾患）
超音波検査と併用される各種検査	甲状腺の悪性腫瘍
甲状腺超音波検査における用語	稀な腫瘍／その他の疾患／副甲状腺の疾患

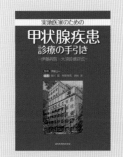

関連書籍

実地医家のための
甲状腺疾患診療の
手引き—伊藤病院・大須診療所式—

2012 年 11 月発行
本体価格（6,500 円＋税）
Ｂ5 判　216 頁

監修　伊藤公一
編集　北川　亘・向笠浩司・渋谷　洋

全日本病院出版会
〒113-0033 東京都文京区本郷 3-16-4　Tel：03-5689-5989
http://www.zenniti.com　Fax：03-5689-8030

MB ENT, 287：62-66, 2023

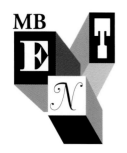

◆特集・頭頸部外来診療におけるエコー検査活用術

頭頸部術後合併症のエコー活用術

富岡利文*

Abstract 耳鼻咽喉科・頭頸部外科領域において，超音波検査は徐々に普及してきている．しかし，十分に活用されているとは言いがたい．体表部位が主となる頭頸部手術の周術期において超音波検査を付加することで，より質の高い診療が行える．特に，術後の頸部腫脹に対しては，超音波の即時性（迅速性と機動性）が利点となる．また，他の画像検査と異なり超音波検査は動画で観察ができることで硬さや形状変化といった性状の所見が得られるため，より詳細な質的診断が行えることが利点となる．迅速に正確な診断を得ることで，迅速で適確な処置につなげることが可能となる．超音波検査は，患者への負担は少ない検査であるため，耳鼻咽喉科・頭頸部外科医が，頭頸部領域の周術期に超音波検査を積極的に活用することが望まれる．

Key words 頭頸部外科手術（head and neck surgery），術後合併症（postoperative complication），頸部腫脹（neck swelling），膿瘍（abscess），出血（hemorrhage），漿液腫（seroma）

はじめに

頭頸部外科医が担当する部位は体表に位置することから，視診や触診が行われる．しかし，医師の五感のみでは不十分と考えられた場合，画像検査が追加される．その際に，体表部分であることが大きな利点となる modality として超音波検査がある．頭頸部領域における空気が介在する部位（喉頭や鼻副鼻腔）や骨が介在する部位（下顎骨・上顎骨）では描出に工夫を要するが，それ以外の部位では，迅速・無被曝・場所を選ばない非常に有用な検査となる．頭頸部には，体幹部の胸腔や腹腔のような腔は存在せず，ポテンシャルスペース（間隙）が存在するのみである．また，手術が施行されたことによりできた腔の大きさも，体幹部の腔と比較しても小さい．そのため，手術後の出血などの合併症を認めた場合に症状を有するまでの時間は短いことが多く，気道と直結する領域であるため非常に迅速な診断と対応が必要となる．頭頸部手術の周術期は，日々刻々と患者の状態が

変化しており，この変化を如何にして迅速かつ低侵襲に認識するかが日常臨床では重要となり，超音波検査が活躍する場面となる．

今回，頭頸部手術の周術期における超音波検査の活用について述べる．

当院での主な超音波検査の流れ
（手術治療の患者を中心に）

頭頸部癌患者に対して，初診時には視触診や咽喉頭鏡検査，画像診断を行っている．原発巣の画像評価には CT と MRI，頸部リンパ節の評価にはCT を主として用いている．しかし，CT のみでは判断に苦慮する場合，内部性状の評価や穿刺細胞診を行うために超音波検査を合わせて行っている[1]（術前の手術操作が加わっていない，正常に近い，または手術による変化前の状態を超音波検査で観察し把握しておくことが重要となる）．

周術期には，通常の身体診察（視診・触診）に加えて，手術直前には手術内容や治療方針に影響するような変化・増悪が頭頸部領域にないかを超音

* Tomioka Toshifumi, 〒 277-8577 千葉県柏市柏の葉 6-5-1　国立がん研究センター東病院頭頸部外科

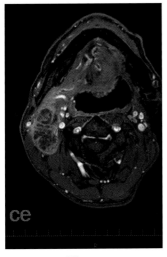

図 1.

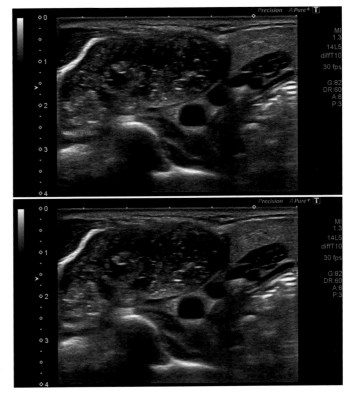

図 2.

波検査を加えて確認し，手術後は超音波検査を加えることで術野の変化や合併症が生じていないかをより精度を高めて確認している．

<使用機器>

プローブ：7.5～15 MHz のリニアタイプを使用している．

本　体：病棟ではポータブル型の超音波検査装置を用いることで，迅速かつ簡便に検査が行えるようにしている．さらに処置を行う際の補助にも用いている．

外来ではポータブル型よりも上位の機器を用いることで，より精細な質的評価を行うようにしている．

周術期超音波検査

1．術前超音波検査

術前の入院後に，手術内容や治療方針に影響するような変化・増悪が頭頸部領域に生じていないかを超音波検査を用いて確認している．特に，転移性の頸部リンパ節が節外浸潤を伴い，頸動脈に浸潤が疑われる場合，手術直前に切除の可否を含め可能な範囲で評価している．これにより術中の

合併切除や合併症への対策を検討する情報の一つとしている．

造影 MR 画像では転移リンパ節が頸動脈分岐部で浸潤が疑われた（図 1）．超音波画像では転移リンパ節が頸動脈とずれる像が確認され（図 2），手術所見でも容易に剝離できた．

術前や術後外来フォローアップにおける検査の一つとして超音波検査が用いられている．それ以外の周術期の超音波検査の活用方法として，術直後の頸部腫脹について述べる．

2．術後超音波検査（入院中を中心に）

手術後に注意を要する症状の一つとして頸部腫脹が挙げられる．頸部腫脹の中には適切な時期を逃さずに迅速に処置対応を必要とする状態が少なくないため，より正確な診断が必要である．身体所見のみで不十分と考えられた際には，患者への身体的負担がほぼなく，ベッドサイドですぐその場で行える非常に有用な検査が超音波検査である．今回，手術後の頸部腫脹の超音波所見について提示する．手術後の主な頸部腫脹の原因には，浮腫・漿液腫・血腫・気腫・蜂窩織炎・膿瘍が鑑別に挙げられる．

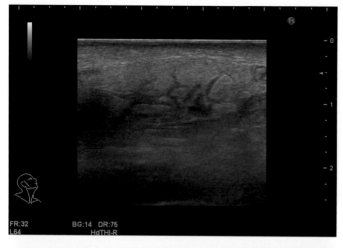

図 3.
浮腫

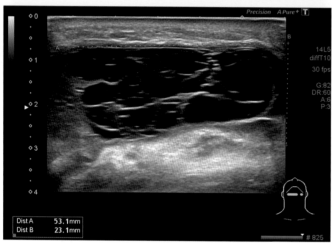

図 4.
漿液腫

1）浮　腫

手術を行った部位は，ほぼ必ず浮腫が生じる．これは，血流やリンパ流が一時的に低下することと，周囲のグリコサミノグリカンが変化することによる血漿膠質浸透圧や毛細血管圧が変化することで細胞間質に水分が移動するために生じた状態である[2]．

エコー所見：皮下組織の肥厚，間質液の貯留の程度に応じて策状の無エコー域・ひび割れ様・敷石状の無エコーな低エコー像を認める（図 3）．

2）漿液腫

手術創からの滲出液やリンパ液が貯留した状態である．耳下腺手術の際には唾液が貯留することで生じる場合もある．

エコー所見：切除後の腔に一致するような形状で境界明瞭な内部単一な無エコーな低エコー像で圧排により形状変化を認める（図 4）．

3）血　腫

手術創からの出血により，切除後の腔とその周囲へ血液が貯留した状態である．

エコー所見：血腫形成の初期では一部のみが凝血塊となっているため，形状は不整形で術野にほぼ一致し，内部均一で低エコーで後方エコーの増強を伴い，圧排により内部点状エコーの流動と形状変化を伴う（図 5）．頸部腫脹した直後の超音波評価では，原因血管が動脈の場合，ドプラ像を併用することで血液漏出部位を確認できる場合がある．

また，血腫形成から時間が経過すると，凝血塊の内部で線維化が生じるためエコー所見は，低エコーな背景の中に線状の高エコー像を伴う変化を認める（図 6）．

4）気　腫

気道以外場所でポテンシャルスペースなどの結合織間に空気が貯留した状態である．

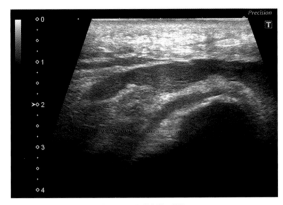

図 5. 血腫(初期)

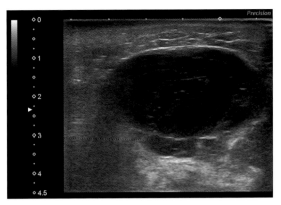

図 6. 血腫(術後 1 週間程度)

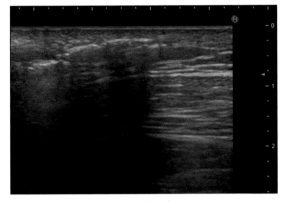

図 7. 気腫

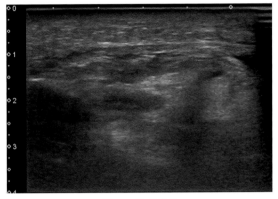

図 8. 蜂窩織炎

エコー所見:皮下気腫の場合,真皮下に後方エコーの減弱・欠損を伴う線状・帯状の高輝度エコーの像を認める.深在性の気腫ではエコー減弱が強く観察困難となる(図7).

5)蜂窩織炎

皮膚と皮下組織に細菌感染が生じることで炎症を起こしている状態である.

エコー所見:びまん性な皮膚・皮下組織の浮腫を伴う肥厚像を認め,エコーレベルは周囲組織に比べ上昇し,後方エコーが減弱することもある.手術後の単純性浮腫と比較すると,間質液の貯留よりも炎症細胞の浸潤が強いため,策状の無エコー域,ひび割れ様・敷石状の無エコー像は不明瞭な場合が多い(図8).

6)膿 瘍

限局した生体組織内で化膿性炎症が持続したことで,崩壊した好中球に由来した分解酵素により,組織中心部から融解壊死が生じて膿を満たした腔を形成した状態である.また,膿液は白血球

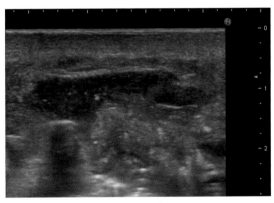

図 9. 膿瘍

や感染菌の残骸,組織の破壊・壊死物質,滲出液で構成されている.

エコー所見:手術創に概ね一致するが,形状は不整形の境界不明な内部が高〜低エコーの充実成分の混在する mixed pattern 像を認める.圧排によりその内部には壊死物質による浮動性・流動性の所見を伴う(図9).

これらの超音波画像所見がCTやMRといった画像所見と異なる利点は，標的部位を動画として観察できることである．動画では，病変と頸動脈などの周囲臓器との可動性の有無をみることで浸潤や癒着の程度を推察できることは重要な付加情報となる．また，術後に頸部腫脹を認めた部位の内部を動画で観察し，弾性・流動性や浮動性などの動きの性状，形状の変化の仕方をみることで，その物性から鑑別となる原因や時期を推察できる．動画の利点を活かせるように周術期の診療に超音波検査を組み合わせることで迅速かつより正確な診断につながると考えられる．

まとめ

頭頸部手術後の超音波検査を用いた診療は，手術中に頭頸部外科医自身の目で手術部位を観察しているため，超音波画像と術中の観察所見を合致させて検査を実施することで非常に身近でイメージがしやすく所見が取りやすくなる．超音波検査は，触診よりも客観的であり，画像として所見を保存でき，患者の身体的負担がより少なく，必要時は頻回に実施できる検査であるため，刻々と変化する術後の所見にも対応しやすい．しかし，こうした手術後の変化を診断するためには，日頃から術前・術後の平常時の頸部超音波検査に慣れておくことが大切である．そうすることで，平常時と異なる頸部の所見に遭遇した場合にも，再現性の高い検査が行える．さらに，触診のみでは情報が不十分な場合に，超音波検査はより客観的に内部画像所見を得られるため診断の精度が高まる．中でも，血腫や気腫，または膿瘍の診断の際に可及的速やかな対応が求められる点は，超音波の特徴である即時（迅速性と機動性）に検査が実施できるという点にフィットしている．救急の場ではPOCUS（point of care ultrasound）として，膿瘍か蜂窩織炎の鑑別診断の際に超音波検査は有用と報告されている[3][4]．超音波検査でより正確な診断が行えることで，不要なドレナージ処置が行われず

に済むためである．これは手術後にPOCUSとして超音波検査を活用した際も同様に，頸部腫脹の原因が何であるかを一早く診断可能となる．早急な診断につながることで，開創処置の必要性の有無だけではなく，処置を行う部位も迅速に判断することができる．頭頸部領域における様々な病態の診断にPOCUSを用いることが可能であり[5]，さらに，周術期への活用も広がることで，患者へより質の高い診療を提供できると考えられるため，まずは超音波検査を積極的に活用することを提案したい．

また，当科では，周術期に頸部超音波検査をスタッフとレジデントが対で行っている．臨床所見と超音波所見を組み合わせながら診断について議論していくことでレジデントの理解を深めると同時に，超音波検査を行う習慣がつくことでより精度の高い診療につながるように教育もあわせて行っている．

参考文献

1) Furukawa MK, Furukawa M：Diagnosis of lymph node metastases of head and neck cancer and evaluation of effects of chemoradiotherapy using ultrasonography. Int J Clin Oncol, 15(1)：23-32, 2010.
2) 多田羅恒雄：侵襲時輸液の生理学．Intensivist, 9(2)：259-271, 2017.
   Summary 侵襲が加わった際のサードスペースの変化と体液の状態が述べられている．
3) Subramaniam S, Bober J, Chao J, et al：Point-of-care Ultrasound for Diagnosis of Abscess in Skin and Soft Tissue Infections. Acad Emerg Med, 23(11)：1298-1306, 2016.
4) Marks A, Patel D, Sundaram T, et al：Ultrasound for the diagnosis of necrotizing fasciitis：A systematic review of the literature. Am J Emerg Med, 65：31-35, 2022.
5) Furukawa M, Hashimoto K, Kitani Y, et al：Point-of-care ultrasound in the head and neck region. J Med Ultrason (2001), 49(4)：593-600, 2022.

好評

よくわかる 耳管開放症

―診断から耳管ピン手術まで―

著者
小林俊光　池田怜吉 ほか

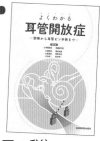

2022年5月発行　B5判　284頁　定価8,250円（本体価格7,500円＋税）

耳管開放症とは何か…病態や症状、検査、診断に留まらず、耳管の構造、動物差まで、現在までに行われている本症の研究の全てと世界初の耳管開放症治療機器「耳管ピン」の手術やその他治療法についても紹介し、耳管開放症を網羅した本書。研究の歴史や機器開発の過程なども余すところなく掲載し、物語としても楽しめる内容です。目の前の患者が耳管開放症なのか、そして治療が必要な症状なのか、診療所での鑑別のためにぜひお役立てください。

目次

 全日本病院出版会　〒113-0033 東京都文京区本郷3-16-4　Tel:03-5689-5989
www.zenniti.com　Fax:03-5689-8030

MB ENT, 287：68-74, 2023

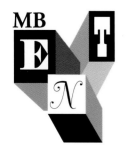

◆特集・頭頸部外来診療におけるエコー検査活用術
超音波ガイド下細胞診

平松真理子*

Abstract 耳鼻咽喉科・頭頸部外科領域において超音波ガイド下細胞診は日常的に行われている.

超音波を用いることでターゲットとなる病変がより明確にわかり，超音波をガイドに位置を確認することで，確実にターゲットに針を進入させることができる．また，頸動脈など避けたい血管なども同定し得るため，それらを避けることも容易である．細胞診を行う際の針の侵入方法として超音波プローベに対して交叉法と同一平面法の2種類のやり方がある．それぞれの長所短所を見極めて行うことが大切であるが，当院では交叉法を主に用いている．また，検体採取後に迅速検査を行うことで細胞数不足による検体不良を減らす工夫をしている．検査後の後出血のリスクなども念頭に置きながら，超音波ガイド下細胞診を行う必要がある.

Key words 超音波ガイド下(ultrasound-guided)，穿刺吸引細胞診(fine needle aspiration cytology：FNAC)，穿刺非吸引細胞診(fine needle non-aspiration cytorogy：FNNAC)，検体処理(specimen processing)

はじめに

耳鼻咽喉科・頭頸部外科領域の外来診察において頸部腫瘤を主訴に受診した患者，頭頸部癌治療前から治療後の経過観察期間中の患者など多岐にわたって超音波検査は行われてきている．超音波検査はCT，MRIなどの画像検査と比べて，非侵襲的な検査であること，画像検査装置が可動性であり状況によっては外来診察室やベッドサイドなどでも使用することができることが利点である．また，細胞診，組織診，実際の手術での解剖同定，危険な部位を回避するなど侵襲的な処置時にも使用することができる．

頸部の腫瘤の診断の中で細胞診はもっとも簡便に行うことができ，またリスクも低い処置である．超音波ガイド下細胞診を行う際の適応，実際の手技とその工夫，合併症，検査結果に関する考察について述べる.

細胞診とは

細胞診には，穿刺吸引細胞診(fine needle aspiration cytology：FNAC)，穿刺非吸引細胞診(fine needle non-aspiration cytorogy：FNNAC)がある．従来のFNACは吸引で陰圧をかけながら行う方法となる．FNNACは穿刺の際に吸引を行わず細胞診を行う．こうすることで余分な血液細胞などが検体に交じりにくくなること，吸引圧によって起こる細胞変形を減らす効果があると山田らは報告している(図1)[1]．FNNACの欠点としては固い組織などの穿刺の場合，組織採取量が少なくなる傾向がある．そのため，下出らは，選択的低圧式穿刺吸引細胞診(selective low-pressure fine needle aspiration cytology：SLOP-FNAC)を提唱している[2]．血液混入をさけつつ組織採取量を増やすために病変部だけ選択的に持続定圧吸引をかける方法である．いずれのほうも得られた細胞

* Hiramatsu Mariko, 〒466-8560 愛知県名古屋市昭和区鶴舞町65　名古屋大学医学部附属病院
患者安全推進部，病院講師

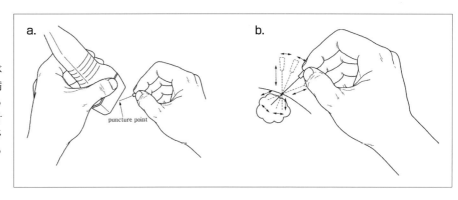

図 1.
FNNAC の手技
　a：左手で超音波プローベ
　　を持ち，ターゲットの病
　　変を画像の中央にうつる
　　よう固定する．右手に針
　　を持ち，ターゲットの深さ
　　に応じた角度で穿刺する
　b：針を上下，前後に

からの診断は有用ではあるものの，これらは時に組織診や針生検(core needle biopsy：CNB)の結果が異なる場合がある．そのため，細胞診から得られる結果に関しては，臨床像や超音波をはじめとする画像検査結果情報なども参考にしながら最終的な臨床判断をすることが大切である．また，臨床医が病理医に提出する臨床所見を詳細に伝えることも病理結果の精度を上げることに寄与することを忘れてはいけない．

適応と禁忌

　病変の質的評価が必要な頭頸部腫瘍や，頭頸部癌の経過観察中の腫瘍など全般が適応となる．リンパ節，唾液腺，甲状腺，囊胞をはじめとする腫瘤性病変だけでなく，舌根，下咽頭や食道の粘膜下腫瘍なども適応となる．『実際の手技』の項目で詳細を述べるが，ターゲットとする腫瘍の血流が豊富な場合には止血可能な範囲の血流であるか，圧迫止血し得る場所かなどを考慮する必要がある．また，穿刺を行う際に，頸動脈などを貫通しなければ針が刺せない場合など，適応について慎重に検討を行う必要がある．一般的には頸動脈を穿刺した時点で針先には血液が充満するために，その後その奥にあるターゲット病変に針が刺さったとしても有効な細胞は採取できないと考える．

　また，DIC(播種性血管内凝固症候群)など患者が出血傾向である場合や，抗凝固薬などの出血傾向を要する薬を使用している場合などは慎重に適応を判断する．一般的には休薬を要する薬剤を使用している患者の場合でも休薬せずに穿刺を安全に行える場合が多いが，圧迫止血が行える部位であるか，出血し血腫などができた場合に気道狭窄につながるような場所にないか，甲状腺などの血流豊富な臓器の場合などは休薬も考慮し休薬可能な状態であるかなどを検討する．出血傾向がある患者に関しては，検査後に圧迫止血を十分に行うとともに止血が得られているか観察することが重要である．

　禁忌としては，頸動脈小体腫瘍，血流が豊富な血管腫，副甲状腺腫瘍などは出血のリスクが高く，一般的には穿刺は禁忌である．

実際の手技

1．同意と病変の観察

　当院でのやり方について説明する．

　穿刺に先だち，患者には十分な説明を行う．穿刺の目的や実際のやり方，合併症，外来で行う場合には帰宅後の注意，検査の診断精度や限界などを説明し，患者から同意を得る．

　当院では小学生以上であれば成人と同様に手技を行っている．患者の同意が得られたのちに検査へうつる．

　まず患者の体位を取る．座位などでも行うことは可能ではあるが，特別な事情がない限りは仰臥位で行うことを通常としている．ターゲットとなる腫瘍をすぐに超音波下に同定できたとしてもまずは診断のために頸部全体の精査を行う．Bモードで質的診断や場所の同定を行ったのちにカラードプラもしくはパワードプラを用いてターゲットとなる病変の血流を確認する．病変によっては，一つの腫瘍の内部で血流が豊富な場所と血流があまりない場所がある腫瘍がある．一般的には細胞診結果の検体不良を防ぐためには血流が豊富ではない場所を選択することが望ましい．囊胞成分で

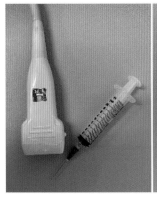 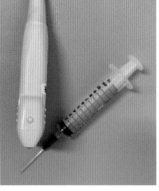

a．同一平面法 b．交叉法

図 2. 穿刺方法

あれば液体と思われる場所などを同定しておく．嚢胞成分の液体を細胞診に提出したい場合には嚢胞を穿刺することが望ましい．液体成分より充実性腫瘍の場所を精査したい場合には充実した部分がどのあたりにあるかなども事前に確認する．

2．穿刺の方法

穿刺の方法には，交叉法と同一平面法がある（図 2）．交叉法とは，超音波プローベの長軸に垂直に穿刺する方法である．同一平面法は超音波プローベの長軸に平行に穿刺する方法である．交叉法は，利点として，同一平面上よりも短距離を選択可能，繊細な調整が可能であるが，欠点として針全体を超音波画面一面で抽出できないこと，同一平面法に比べて手技の慣れが必要なことがある．同一平面法は，針全体を抽出することができ，超音波装置によるガイドがあるため経験に影響せずに穿刺ができるが，欠点としては，穿刺距離が長くなること，超音波プローベと穿刺する角度が選択性のために繊細な穿刺が難しいこと，ターゲットとなる病変が鎖骨や下顎骨と被ったり，穿刺のルートに頸動脈などの血管が被ったりすると穿刺を行うことができなくなる．

当院ではおおよその病変は交叉法にて行っている．

交叉法においても，穿刺するルート上に頸動脈などの大血管がないかや甲状腺腫瘍などでは上甲状腺動脈の位置などを確認し，針を刺すときに主要な血管を穿刺してしまわないかも確認する．病変のそばに気管がある場合には手技後の血腫などで気道狭窄になるリスクがないかなども観察す

る．前述のとおり血管腫，頸動脈小体，副甲状腺腫瘍など血流豊富で易出血性の病変の可能性が超音波検査より考えられる場合には，他の画像検査などと合わせて診断を行い，基本的には穿刺は行わないようにしている．

腫瘍の皮膚からの穿刺するルートの距離をおおよそ見当をつけて穿刺針の長さが足りるかどうかを確認する（足りない場合にはカテラン針などの長い針を用意するようにする）．

ターゲットとなる病変とおおよその穿刺の向きなどが決まったら，穿刺の準備にうつる．

3．準備物品

準備物品としては 95％エタノールを入れたスライドグラスを入れるケースと，乾燥検体を入れるスライドグラスケースにそれぞれ患者情報（フルネーム，ID，生年月日）が印字された患者シールを塗布する．スライドグラス 1 枚 1 枚にもフルネームを記載する．細胞診は患者取り違えがあると，組織診断よりその間違いに気づきにくいため，患者誤認が起こらないように十分な注意を払う．通常 3 枚のスライドグラスを準備し，1 枚はすぐにエタノールにて固定，2 枚を乾燥検体としている．乾燥検体の 1 枚は迅速検査として術者もしくは助手が染色を行う．エタノール固定した検体ともう 1 枚の乾燥検体は病理部にて染色を行う．また，迅速染色（hemocolor®）を行うため，染色液および検体を乾燥させるドライヤーの準備も行う．皮膚およびプローベの消毒には，ヘキザックを準備する（図 3）．

4．手 技

超音波プローベにエコーゼリーを塗布し，その上にサランラップを巻いて感染対策を行う．

術者は手袋を装着，22 G 針に 10 mL の注射器を装着する．

頸部およびプローベの消毒後，再度超音波を用いてターゲットの病変を確認する．

穿刺する際に手に力が入りすぎて，プローベを頸部に強く押し付けてしまわないように注意が必要である（図 4）．

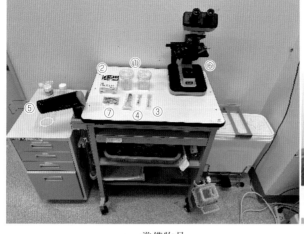

a．準備物品

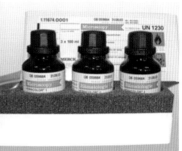

b．hemocolor®

① スライドグラスケース，② スライドグラス，
③ 22 G 注射針，④ 10 mL 注射器，⑤ ドライヤー(冷風)
⑥ 顕微鏡，⑦ 消毒，(b)染色液のセット

図 3．準備物品

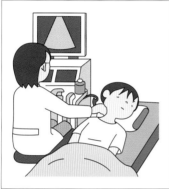

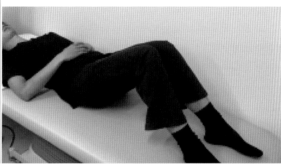

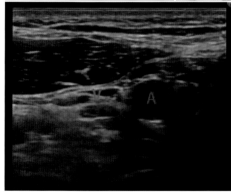

強く押しすぎ

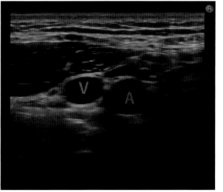

適度な画像

a	b
c	

図 4．体位・プローベの持ち方

a：検者の位置は患者の右側に座り，右手に探触子を持つ

b：頸部を低い枕に乗せて頸部の緊張を解除させる．被検者に膝を曲げさせる

c：探触子の扱いは，探触子により頸部が圧迫されないように意識をすることが大切である．コツとしては内頸静脈がつぶれない程度がよい

交叉法について説明をする.

初心者のうちはプローベを皮膚と垂直に当て，プローベの真下の位置に腫瘍がくるように設定するほうがやりやすい．プローベから約5〜10 mm程度離した位置を穿刺部位として，腫瘍の深さに応じた角度で針を穿刺する．その際に，手技に慣れない術者は，超音波プローベを動かさずに，針の向きを調整しながら穿刺することが推奨される．針先がターゲットに刺さらなかった場合には，ターゲットとなる病変より浅層もしくは深層に針先が確認できるはずである．その際には針の角度を再度調整して穿刺を行う.

もう一つの方法として，プローベと針両方を動かしながら穿刺する方法がある．これは，交叉法では穿刺ルートが一画面では確認できないことを前述したが，この方法をとることにより一画面では確認できないが，経時的に針先の位置を確認しながら穿刺を進めることができる．穿刺し，ターゲットに到達するまでの針先を追うことができるため近くに頸動脈など危険なものがある場合に有効である．穿刺とともにターゲットより浅い位置を抽出し針先を確認する．その後，針の進行に合わせて超音波プローベを徐々に立てていきながら深く観察していく．こうすることで穿刺針の抽出が経時的に可能である．病変が頸動脈のすぐそばにあるなどの場合にこのように穿刺針の抽出を経時的に行うことが有効である.

ターゲットと考えている部位に針の先端が到達すればFNACの場合には，吸引ピストルで吸引もしくは，注射器を外し延長チューブを接続して助手に陰圧をかけてもらう．FNNACの場合には針先を確認しながら，何度か針を前後左右に動かし細胞を採取する.

5．検体処理

細胞が十分とれたのちに，検体処理を行う．大まかな手順について図5に示す．針内の組織（検体）を注射器で吹き付け，合計3枚のスライドグラスに塗布する．1枚は95％エタノール液に浸し固定をする．固定が遅いと乾燥検体となり検体不良

となる場合があるため，作成した1枚目のスライドグラスを可及的速やかにエタノール液に浸すことが肝要である.

もう2枚は，ドライヤーの冷風などを用いて乾燥させ，1枚はそのまま乾燥固定として病理部へ提出する．もう1枚は乾燥固定したものをhemo-color®（図3-b）を用いて迅速グラム染色を行う．迅速グラム染色検査は，病理学的診断を行うことより，採取した検体が検体不足になっていないかどうかを確認するため細胞の有無を観察することが主目的である．図6-aのように十分な細胞がとれていれば細胞診の検査は終了してよいが，bのごとく細胞が顕微鏡で確認できない場合には再度細胞診を行う.

6．検査後の観察，合併症と対策

大まかに数分程度の圧迫を行い，圧迫解除した際に針先から出血がないことを確認し，検査終了とする．前述したとおり出血傾向がある患者や抗凝固薬などを内服したまま検査を行った場合には通常の細胞診より長い時間圧迫止血をすることが重要である.

また，患者には帰宅後に頸部の腫脹が出現してきた場合に病院へ連絡をするよう指導を行う．稀ではあるが，頸部に巨大な血腫を作ることもあるため，気道管理が必要になる可能性についても念頭に置きながら処置後の観察を行う.

当院では一般的には細胞診後の入浴，シャワーなどは可能としており，特に行動制限は設けていない.

超音波ガイド下細胞診の練習方法

超音波ガイド下細胞診の手技を練習する方法はいくつかある．一番簡単にできるものはブドウの粒が入っているゼリーを購入し，ブドウをリンパ節に見立てて，確実に針先をブドウ粒にあてる練習ができる（図7）．それ以外にも甲状腺ファントムを用いた練習方法もある.

ぜひ，数百円で購入可能であるゼリーを用いて練習をしていただきたい.

① スライドグラスに検体を吹き付ける

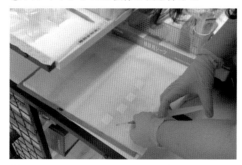

② スライドグラスに液だまりを作る

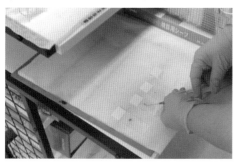

③ 新しいスライドグラスを重ねる

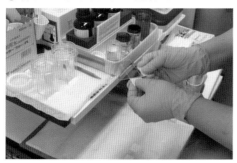

④ 新しいスライドグラスを手前から奥に引き
　液だまりを伸ばす

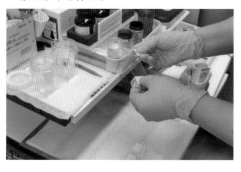

⑤ 3枚のスライドグラスに同様のことを行い，
　1枚はエタノール溶液に迅速に入れ，もう2
　枚は風乾させる

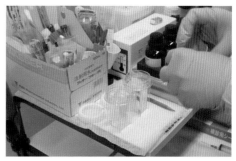

⑥ 乾燥固定したスライドグラスの1枚の迅速
　グラム染色を行う

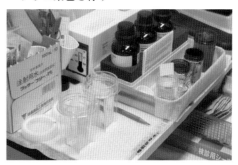

⑦ 迅速グラム染色を行ったスライド
　グラスの検体を顕微鏡で確認する

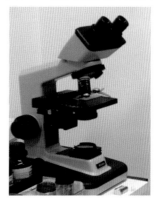

図 5. 検体処理　染色手順

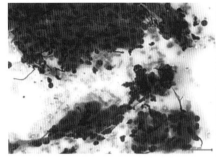

a．細胞が十分とれている像　　　b．細胞が採取できていない像

図 6．迅速グラム染色

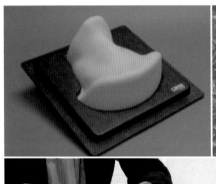
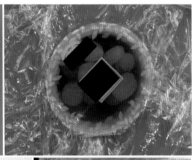
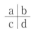

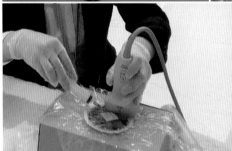
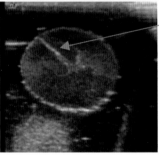

針先

a	b
c	d

図 7．
練習キット
　a：甲状腺ファントム
　b：ブドウゼリー
　c：ブドウゼリーを
　　用いた練習
　d：超音波映像

おわりに

　超音波ガイド下細胞診は低侵襲，比較的安価に行える非常に有用な検査である．しかし，超音波検査そのものが術者の技術力に左右されるとともに，細胞診の検査においてもその有用性や合併症などを念頭に置き，適応はきちんと検討する必要がある．実際の手技や検体処理方法を工夫することで診断精度を上げることができるため，知識を身につけるとともに十分な技術の習得が必要である．

参考文献
1) 山田裕子，越川　卓，菅沼良規ほか：甲状腺および頸部リンパ節における超音波ガイド下非吸引穿刺細胞診．日臨細胞会報誌，**45**：84-90, 2006.
2) Shimode Y, Tsuji H, Fukuhara T, et al：Examination of selective low-pressure fine needle aspiration cytology under ultrasound guidance. Yonaga Acta Med, **60**：209-212, 2017.

MB ENT, 287 : 75-80, 2023

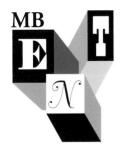

◆特集・頭頸部外来診療におけるエコー検査活用術

プライマリ・ケアにおける耳鼻咽喉科・頭頸部外科領域エコー活用について

遠藤健史[*1]　白石吉彦[*2]

Abstract 総合診療医はプライマリ・ケアの診療の場で，あらゆる症候への対応が求められる．そして，超音波検査（エコー）は，身体診察，悪性腫瘍の質的評価，安全な注射手技のガイドに用いられ，鑑別診断の速やかな絞り込み（assessment）と病態管理（plan）の両面をサポートする．その活用の実際として，① 緊急性の評価：バセドウ病と急性喉頭蓋炎の初期評価，② 悪性所見評価，③ 生活習慣病のコントロール（頸動脈エコー），④ エコーガイド下注射について述べる．いずれも，訓練を行えば，行える方法であり，全臓器への対応を目指す総合診療医にとって，エコーは診療範囲を広げてくれる頼もしいツールである．

Key words 総合診療医（General Practitioner），プライマリ・ケア（primary care），緊急疾患（emergency disease），悪性のリンパ節（malignant lymph nodes），生活習慣病（lifestyle disease），エコーガイド下注射（sonography-guided injection）

総合診療医にとってのエコーの価値

　総合診療医はすべての年齢の，全身のあらゆる症候に対応することが求められ，その範囲は救急対応から慢性疾患コントロールまで幅広い．プライマリ・ケアの診療の現場では ① 緊急性の評価，② 悪性腫瘍検索，③ 生活習慣病のコントロール，④ 注射などを行う．その際に，超音波検査（以下，エコー）は頼もしい補助ツールとなる．

　エコーは，鑑別診断を速やかに絞り込む assessment（A）と病態管理 plan（P）につなげること（A to P）をサポートする．エコーは異常所見の形態，エコー輝度，血流信号などを assessment でき，これらは触診で得られる情報とは段違いに正確である．続いて plan として，そのままエコーガイド下での処置に移行することも可能である．こうしたベッドサイドでタイムリーな A to P につなげるエコーの用い方は，POCUS（point of care ultrasound）と呼ばれ，救急分野にとどまらず，一般外来でも役に立つ[1]．

　今回は頸部エコーに絞り，①〜④ での A to P を具体的な状況をもとに，提示する．

総合診療医が対応する疾患

1．バセドウ病の初期評価をエコーで容易に
＜エコー評価の価値＞

　総合診療医が出会う比較的 common な疾患としてバセドウ病があり，時に甲状腺クリーゼから致死的となる疾患である．これは内分泌科や耳鼻咽喉科に属する疾患であるが，頻拍，発汗が主訴となるため，初期対応をプライマリ・ケアで行うことも多い．まず，多数ある頻拍症の中から，甲状腺機能亢進症を疑うところから鑑別が始まる（表1）．

　表1を念頭に，頻拍患者に対して，心臓を中心にエコー評価をするとともに，甲状腺機能を評価する．

　そして，甲状腺機能亢進症を起こす原因疾患鑑

*1 Endo Takeshi, 〒 699-1511　島根県仁多郡奥出雲町三成 1622-1　町立奥出雲病院総合診療科，部長
*2 Shiraishi Yoshihiko, 島根大学医学部附属病院総合診療医センター長

表 1. 頻拍の鑑別と甲状腺機能亢進症の原因疾患の鑑別

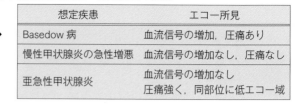

想定疾患	Next action
甲状腺機能亢進症	TSH, FT4
心房細動 上室性／心室頻拍 心筋梗塞	心電図
心不全	心臓エコー
貧血 低血糖 敗血症	血液性化学検査
消化管出血	消化管内視鏡
褐色細胞腫	カテコラミン検査
肺塞栓	造影 CT

想定疾患	エコー所見
Basedow 病	血流信号の増加, 圧痛あり
慢性甲状腺炎の急性増悪	血流信号の増加なし, 圧痛なし
亜急性甲状腺炎	血流信号の増加なし 圧痛強く, 同部位に低エコー域

（尾本きよか：外来での疾患別　プライマリ・エコー[4]：50-52．文光堂，2018）

別には自己抗体を測り鑑別を絞っていくが，一般的に外注検査で結果判定に時間がかかる．そこで，バセドウ病かそれ以外かという鑑別と初期対応の A to P に頸部エコーが有用である．このエコー評価のポイントは下記3点である．(1)甲状腺のびまん性腫大の有無，(2)結節性病変の有無，(3)血流信号の評価．

　(1)甲状腺峡部が4 mm 以上，片葉が15 mm 以上の厚さがあればびまん性腫大と判断する[2]（図1-a）．

　(2)甲状腺機能亢進症では，結節性病変の合併が多いとされる．しかし，びまん性腫大があると，触診での結節の同定が難しくなるが，エコーならその検索も容易である．

　(3)甲状腺内の血流信号をみる方法は簡便であり，これによりバセドウ病と破壊性甲状腺炎（特に亜急性甲状腺炎，無痛性甲状腺炎）を鑑別することができる（表1）．典型的な未治療バセドウ病では甲状腺内部の血流信号の増強がみられる（図1-b）に対して，残りの2つではその増強はみられず，さらに破壊性甲状腺炎では破壊巣において血流信号は消失する．

　バセドウ病の診断基準に，エコー評価は含まれない．しかし，上記の甲状腺の腫大，血流信号亢進といったバセドウ病に特徴的なエコー評価は比較的容易であり，初期対応および臓器別専門医と情報共有する際に有用な情報となる．

甲状腺エコーをあてるコツ：リニア型プローブを使用して，フォーカスは1.5 cm 程度の深さに設定する．異方性を生じさせないために，ビームが垂直に入るように調整する．その際，プローブで過度に圧迫すると気管を刺激し被検者が咳嗽反射を起こすため注意が必要である．

2．とにかく早く搬送したい，緊急 A to P の急性喉頭蓋炎

＜エコー評価の価値＞

　急性喉頭蓋炎は，上気道閉塞で致死的となる気道緊急疾患である．耳鼻咽喉科医や麻酔科医など気道確保の専門家の手による対応が望ましいとされるが，初期対応を行う総合診療医にとって，施設内で専門家を頼ることができるのは稀であり，早期に A to P を行い緊急搬送を行いたい．

　この診断は喉頭蓋の腫脹を確認することで行われる．しかし，舌圧子を用いて行う通常の咽頭観察では喉頭蓋の評価は困難である．さらに，過度な刺激は，喉頭浮腫の増強や嘔吐反射により，窒息の危険性が高まる．そこで急性喉頭蓋炎を疑った場合は，画像検査を行う．

　喉頭ファイバー観察を愛護的に行うためには手技に熟達し，装置が手近にあるという2つの障壁がある．X 線写真や CT は，放射線被曝の問題がある．こうした検査へのハードルの高さは，「軽症疾患だろう」という premature closure のバイアスを働かせてしまう危険性がある．また放射線検査は，診察室を出る必要があり，その間の窒息が懸念される．そこで，エコーの登場である．エコーが手元にあり，操作に慣れていれば，速やか

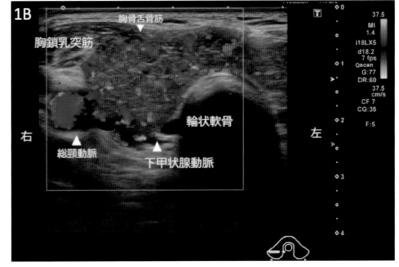

図 1.
バセドウ病
 a：甲状腺腫大
 b：甲状腺血流信号の増強

$\dfrac{a}{b}$

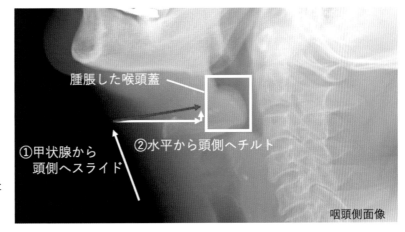

図 2.
腫脹した喉頭蓋の X 線写真と
エコー描出の方向

なA to Pに繋がる.

　そのためには，喉頭蓋の描出に慣れておく必要がある．操作者自身の頸部などで容易に訓練できるため，ぜひ訓練しておきたい．エコーは，慣れていない部位の評価では迷子となる．そこで，目印をいくつかもっておくと，地図をもって歩くように進めることができる.

　喉頭蓋の描出は，甲状腺を地図の起点として，水平にプローブをあてるところから出発するとわかりやすい．そこから頭側へスライドし，甲状軟骨を乗り越え，ビームを頭側にむかうようにプローブをチルトする（図2）.

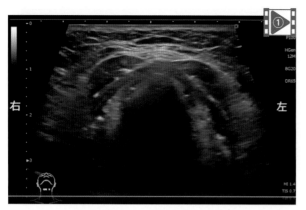

動画1. 喉頭蓋腫脹

こちらのQRコードより
見ることができます

すると，声帯と左右にみえる披裂軟骨が目印となる．ここで患者に発声を促すと正門閉鎖（声帯の中心方向への動き）がみえる．そして，その手前・中央に喉頭蓋がみえる．

この喉頭蓋は，正常では舌を輪切りにしたような楕円形で等輝度と高輝度が混在する所見であり，他の目印と比べて，見慣れないとわかりにくい印象がある．そこで，動画で確認いただきたい（動画1：喉頭蓋腫脹）．プローブ操作全体を通して，気道刺激による咳反射と喉頭蓋の腫脹増強リスクのため，プローブの強い圧は避ける．通常は座布団のように中央に軽い凹面がみられる喉頭蓋が，この動画の饅頭のように凸面が目立つ腫脹がみられれば，喉頭蓋炎を疑い早期に耳鼻咽喉科医や麻酔科医のいる施設に搬送を行う．

3．CTいらずの，悪性のリンパ節評価 <エコー評価の価値>

高齢者診療を行う総合診療医は，しばしば頭頸部リンパ節に転移する悪性腫瘍の症例を担当する．リンパ節の悪性腫瘍を示唆する所見はゴム状硬，可動性不良，2cm以上とされる[3]．悪性のリンパ節を疑う所見を発見したら，頭頸部の悪性腫瘍のリンパ節転移と，悪性リンパ腫を念頭に置いた検査を行う．具体的には上部消化管内視鏡検査と，採血で悪性リンパ腫の腫瘍マーカー計測を行う．原発巣の発見ができない場合には，そのリンパ節自体の生検を検討する．

高齢者で悪性腫瘍に対する集学的治療の適応がない場合，特に在宅診療中では，医療機関受診のメリットが小さく，移動への負担も大きい．そこで，今後の見通しを立てるために，最低限リンパ節が悪性である可能性が高いかどうかだけでも十分有用な情報となる．

エコー評価を行うことで，表層の不整形，リンパ門からの血流は偏位して斜めに入っている，血流が辺縁からの流入に置き換わってるといった，悪性のリンパ節を示す所見が容易に評価可能である[4]（図3）．

4．外来に対話を生む，頸動脈エコー <エコー評価の価値>

総合診療医の2つ目の役割として生活習慣病

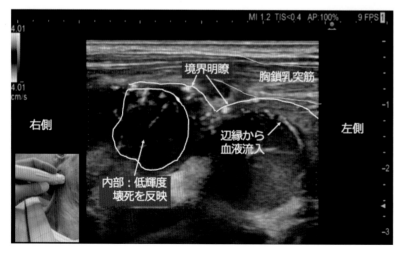

図3.
扁平上皮癌患者のリンパ節転移

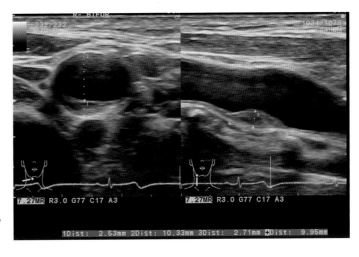

図 4.
頸動脈エコー
プラーク付着がみられる

（高血圧，糖尿病，高脂血症など）の管理がある．これらの疾病の改善のためには患者の行動変容が必要であるが，数値で説明するだけでは，その変容は困難であることが多い．そこで，頸動脈エコーで動脈硬化の状態を患者とリアルタイムに共有することをお勧めしたい．頸動脈エコーの詳細は成書を参考いただくとして，今回は総合診療医と患者間の関係性の変化に注目いただきたい．

・頸動脈エコーなし

医　師：HhA1c は先月より 0.5％上がって 7.8％ですね．運動ができてますかね？　もう少し体重を落とす方法がないでしょうか．頑張ってくださいね．

患　者：（はぁ，またダメ出しされてる．まぁ，いつかは数値は下がるでしょ．とにかくこの場を乗り切れればいいや）．はい，がんばります！

・頸動脈エコーあり

医　師：これが動脈で中の壁に脂肪の塊が増えてきていますね．ちょっと，動脈が狭くなってますよ（図4）．

患　者：え？　これ何か詰まってるけど，破裂しないんですか？　そういえば，よく肩こりするし，なんだか心配になってきた…

医　師：剝がれて脳に詰まることはあるかもしれませんね．こんな短い区間に脂肪の塊があるなら，脳とか心臓にもできてるかもしれません…心配ですね．

患　者：どうにか減らせませんか？　手術とかで．

医　師：まだ手術するほどの大きさではありません．生活習慣病をよくすれば進行が防げるかもしれませんよ．運動とか食事とかも気をつけたいですね．

患　者：何かこれを小さくする薬をください！

医　師：スタチン系薬剤を使用するとよいようです．LDL が高いですし，使ってみましょうか．

　本ケースでは，患者が自身の頸動脈の状態に興味を惹かれ，医師と患者が映像的にも，治療方針としても同じ方向を向いて会話をすることができた．頸動脈エコーは，目の前で拍動する血管が自身のものであるというリアルな実感が伴い，その先に脳があるという想像もつきやすい．それにより，患者自身が「対策をしなければ」という危機感をもつ効果が生まれる．頸動脈エコーは生活習慣病を患者と同じ方向を向いて対策をする便利なツールとなる．

5．やっぱり便利，エコーガイド下注射

　総合診療医の役割として，生活を支える運動器疼痛への対策がある．

　速やかな assessment に続き，その場で，fascia hydrorelease や神経ブロックで痛みを軽減することができれば，患者から信頼を勝ち得ることができる．また，その注射で痛みを軽減することができれば，注射対象組織が発痛源であった可能性が高くなる，という治療的診断の意義もある．その注射を安全に行うために，エコーは欠かせない．

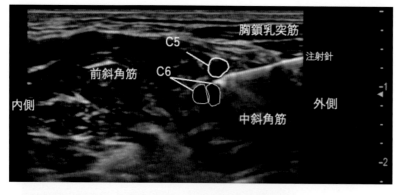

図 5.
C5〜6の腕神経へのエコーガイド下
神経ブロック

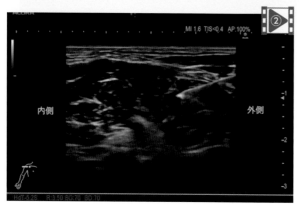

動画 2. 腕神経ブロック＋中斜角筋 hydrorelease

こちらのQRコードより
見ることができます

透視画像と比較し，より高精細に組織と針先の位置関係を同時に見ることができ，安全な穿刺につながる．

筆者は，たとえば腕神経ブロック（図5）や中斜角筋への fascia hydrorelease（動画2）を行い，痛みの軽減を図るといったことを行っている．注射は，エコーガイド下で安全に行うことができれば，在宅診療の現場にエコーを持ち込み行うことも可能である．

終わりに

全人的医療を目指す総合診療医が，全臓器への対応を目指す時，エコーの訓練は確実に身体診察マップを広げてくれるだろう．

引用文献

1) Bhagra A, Tierney DM, Sekiguchi H, et al：Point-of-care ultrasonography for primary care physicians and general internists. Mayo Clin Proc, 91：1811-1827, 2016.
    Summary 総合診療医にとって，POCUS は，鑑別診断を直ちに絞り込み，臨床的意思決定の正確性向上に寄与する．
2) 武山　茂，岩下淨明，上條敏夫ほか：9. 超音波検査の進め方　甲状腺疾患のチェックポイント．医療，60：581-585, 2006.
    Summary 甲状腺疾患はエコーで甲状腺自体のサイズや，腫瘤所見の評価を行うことで，鑑別診断が可能である．
3) Abba AA, Khalil MZ：Clinical approach to lymphadenopathy. Ann Nigerian Med, 6：11-17, 2012.
    Summary リンパ節の腫脹は，原疾患または二次的な原因によるものであり，悪性との鑑別には，リンパ節の吸引または生検による病理組織学的評価が必要な場合がある．
4) 尾本きよか：リンパ節腫大：100-103, 外来での疾患別　プライマリ・エコー．文光堂, 2018.
    Summary リンパ節の形状，血流信号をエコーで評価することで，悪性・良性を鑑別する補助情報となる．

〈動画の閲覧方法〉
よりわかりやすく解説いたしたく実践に役立つ動画を2本掲載しています．動画マークのあります写真下に掲載のQRコードより，スマートフォン，タブレット端末より直接見ることができます．また，全日本病院出版会のHP（https://www.zenniti.com/）の"わかりやすい動画コーナー"および雑誌ENTONI No. 287 の案内ページよりご覧の際はパスワード画面にてパスワード【mbent287_endo】を入力いただけますとご覧いただけます．

第 29 回日本摂食嚥下リハビリテーション学会学術大会
テーマ『摂食嚥下リハビリテーションと多様性』

会　期：2023 年 9 月 2 日(土)・3 日(日)

会　場：パシフィコ横浜ノース

　　　　〒 220-0012　神奈川県横浜市西区みなとみらい 1-1-1

　　　　https://www.pacifico.co.jp/visitor/floorguide/tabid/679/Default.aspx

会　長：芳賀信彦(東京大学大学院医学系研究科リハビリテーション医学分野　前教授／国立障害者

　　　　リハビリテーションセンター　自立支援局長)

開催方式：現地開催ならびにオンデマンド配信(ただし，全講演ではございません.)

　　　　※一部 LIVE 配信もございます.

HP：https://www.mediproduce.com/jsdr29/

【運営事務局】第 29 回日本摂食嚥下リハビリテーション学会 学術大会

　　　　　　運営事務局担当：奥村 玲・高橋滉太・小池えり子・久保田恵里

　　　　　　〒 150-6090　東京都渋谷区恵比寿 4-20-4

　　　　　　恵比寿ガーデンプレイス グラススクエア PORTAL POINT Ebisu #B5

　　　　　　TEL：03-6456-4018(平日 10：00〜18：00)／FAX：03-6456-4025

　　　　　　E-mail：29jsdr@mediproduce.com

FAX による注文・住所変更届け

改定：2015 年 1 月

　毎度ご購読いただきましてありがとうございます．

　読者の皆様方に小社の本をより確実にお届けさせていただくために，FAX でのご注文・住所変更届けを受けつけております．この機会に是非ご利用ください．

◇ご利用方法

　FAX 専用注文書・住所変更届は，そのまま切り離して FAX 用紙としてご利用ください．また，注文の場合手続き終了後，ご購入商品と郵便振替用紙を同封してお送りいたします．**代金が 5,000 円をこえる場合，代金引換便とさせて頂きます．**その他，申し込み・変更届けの方法は電話，郵便はがきも同様です．

◇代金引換について

　本の代金が 5,000 円をこえる場合，代金引換とさせて頂きます．配達員が商品をお届けした際に，現金またはクレジットカード・デビットカードにて代金を配達員にお支払い下さい(本の代金＋消費税＋送料)．(※年間定期購読と同時に 5,000 円をこえるご注文を頂いた場合は代金引換とはなりません．郵便振替用紙を同封して発送いたします．代金後払いという形になります．送料は定期購読を含むご注文の場合は頂きません)

◇年間定期購読のお申し込みについて

　年間定期購読は，1 年分を前金で頂いておりますため，代金引換とはなりません．郵便振替用紙を本と同封または別送いたします．送料無料，また何月号からでもお申込み頂けます．

　毎年末，次年度定期購読のご案内をお送りいたしますので，定期購読更新のお手間が非常に少なく済みます．

◇住所変更届けについて

　年間購読をお申し込みされております方は，その期間中お届け先が変更します際，必ずご連絡下さいますようよろしくお願い致します．

◇取消，変更について

　取消，変更につきましては，お早めに FAX，お電話でお知らせ下さい．

　返品は，原則として受けつけておりませんが，返品の場合の郵送料はお客様負担とさせていただきます．その際は必ず小社へご連絡ください．

◇ご送本について

　ご送本につきましては，ご注文がありましてから約 1 週間前後とみていただきたいと思います．お急ぎの方は，ご注文の際にその旨をご記入ください．至急送らせていただきます．2〜3 日でお手元に届くように手配いたします．

◇個人情報の利用目的

　お客様から収集させていただいた個人情報，ご注文情報は本サービスを提供する目的(本の発送，ご注文内容の確認，問い合わせに対しての回答等)以外には利用することはございません．

　その他，ご不明な点は小社までご連絡ください．

株式会社 全日本病院出版会　〒113-0033 東京都文京区本郷 3-16-4-7 F
電話 03(5689)5989　FAX03(5689)8030　郵便振替口座 00160-9-58753

年　　月　　日

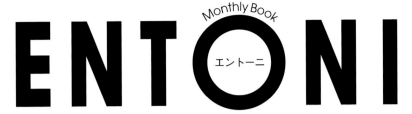

FAX 専用注文書

「Monthly Book ENTONI」誌のご注文の際は，このFAX専用注文書
もご利用頂けます．また電話でのお申し込みも受け付けております．
毎月確実に入手したい方には年間購読申し込みをお勧めいたします．また
各号1冊からの注文もできますので，お気軽にお問い合わせください．

バックナンバー合計
5,000円以上のご注文
は代金引換発送

―お問い合わせ先―
㈱全日本病院出版会　営業部
電話 03(5689)5989　　FAX 03(5689)8030

□年間定期購読申し込み　No.　　から

□バックナンバー申し込み

No.	－	冊	No.	－	冊	No.	－	冊	No.	－	冊
No.	－	冊	No.	－	冊	No.	－	冊	No.	－	冊
No.	－	冊	No.	－	冊	No.	－	冊	No.	－	冊
No.	－	冊	No.	－	冊	No.	－	冊	No.	－	冊

□他誌ご注文

冊　　　　　　　　　　　　　　　冊

| お名前 | フリガナ　　　　　　　　　　　　　　㊞ | 電話番号 |

ご送付先　〒　　－

□自宅　　□お勤め先

領収書　無・有　（宛名：　　　　　　　　）

FAX 03-5689-8030 全日本病院出版会行

年　　月　　日

住 所 変 更 届 け

お 名 前	フリガナ	
お客様番号		毎回お送りしています封筒のお名前の右上に印字されております8ケタの番号をご記入下さい。
新お届け先	〒　　　　　　都 道 　　　　　　　府 県	
新電話番号	（　　　　　）	
変更日付	年　　月　　日より	月号より
旧お届け先	〒	

※ 年間購読を注文されております雑誌・書籍名に✓を付けて下さい。

☐ Monthly Book Orthopaedics （月刊誌）

☐ Monthly Book Derma. （月刊誌）

☐ Monthly Book Medical Rehabilitation （月刊誌）

☐ Monthly Book ENTONI （月刊誌）

☐ PEPARS （月刊誌）

☐ Monthly Book OCULISTA （月刊誌）

FAX 03-5689-8030

全日本病院出版会行

Monthly Book ENTONI バックナンバー

通常号⇒ No.278 まで 本体 2,500 円＋税
　　　　　No.279 以降 本体 2,600 円＋税
※その他のバックナンバー，各目次等
　の詳しい内容は HP
　（www.zenniti.com）をご覧下さい.

掲載広告一覧

中山書店	52

編集顧問：	本庄　巌	京都大学名誉教授
	小林　俊光	仙塩利府病院 耳科手術センター長
編集主幹：	曾根　三千彦	名古屋大学教授
	香取　幸夫	東北大学教授

No. 287　編集企画：
　古川まどか　神奈川県立がんセンター部長

Monthly Book ENTONI No. 287

2023 年 8 月 15 日発行（毎月 1 回 15 日発行）
定価は表紙に表示してあります.
Printed in Japan

発行者　　末　定　広　光
発行所　　株式会社　全日本病院出版会
〒 113-0033 東京都文京区本郷 3 丁目 16 番 4 号 7 階
　　　　電話（03）5689-5989　Fax（03）5689-8030
　　　　郵便振替口座 00160-9-58753

印刷・製本　三報社印刷株式会社　　　電話（03）3637-0005
広告取扱店　株式会社文京メディカル　電話（03）3817-8036

Ⓒ ZEN・NIHONBYOIN・SHUPPANKAI, 2023

・本誌に掲載する著作物の複製権・翻訳権・上映権・譲渡権・公衆送信権（送信可能化権を含む）は株式会社
　全日本病院出版会が保有します.
・ JCOPY ＜（社）出版者著作権管理機構　委託出版物＞
　本誌の無断複写は著作権法上での例外を除き禁じられています. 複写される場合は, そのつど事前に,（社）出版
　者著作権管理機構（電話 03-5244-5088, FAX 03-5244-5089, e-mail: info@jcopy.or.jp）の許諾を得てください.
　本誌をスキャン, デジタルデータ化することは複製に当たり, 著作権法上の例外を除き違法です. 代行業者等
　の第三者に依頼して同行為をすることも認められておりません.